建昌帮医药研究

主　编 陈　敏　杨　光

副主编 张　卫　彭银贵　颜　萍

编　委（按姓氏笔画排序）

王瑞锋　危向群　刘　兆　刘红儿　刘根喜

苏芳芳　李　颖　李应龙　李新月　杨　光

吴　军　吴长勋　吴银根　何国华　张　卫

张光铖　张辰辰　张晨曦　陈　敏　陈园园

罗伽禄　金安琪　胡志方　胡律江　曹　岚

曹清雨　章燕萍　彭银贵　程　蒙　谢　强

阙　灵　颜　萍

人民卫生出版社

·北京·

图书在版编目（CIP）数据

建昌帮医药研究 / 陈敏，杨光主编 . —北京：人民卫生出版社，2023.11

ISBN 978-7-117-35640-4

Ⅰ.①建… Ⅱ.①陈…②杨… Ⅲ.①中国医药学 – 研究 Ⅳ.① R2

中国国家版本馆 CIP 数据核字（2023）第 222829 号

| 人卫智网 | www.ipmph.com | 医学教育、学术、考试、健康，购书智慧智能综合服务平台 |
| 人卫官网 | www.pmph.com | 人卫官方资讯发布平台 |

建昌帮医药研究

Jianchangbang Yiyao Yanjiu

主　　编：陈　敏　杨　光
出版发行：人民卫生出版社（中继线 010-59780011）
地　　址：北京市朝阳区潘家园南里 19 号
邮　　编：100021
E - mail：pmph @ pmph.com
购书热线：010-59787592　010-59787584　010-65264830
印　　刷：北京盛通印刷股份有限公司
经　　销：新华书店
开　　本：710 × 1000　1/16　印张：12
字　　数：190 千字
版　　次：2023 年 11 月第 1 版
印　　次：2024 年 5 月第 1 次印刷
标准书号：ISBN 978-7-117-35640-4
定　　价：89.00 元

打击盗版举报电话：010-59787491　E-mail：WQ @ pmph.com
质量问题联系电话：010-59787234　E-mail：zhiliang @ pmph.com
数字融合服务电话：4001118166　E-mail：zengzhi @ pmph.com

序

中药炮制是中医药特有的传统制药技术。中药材需要经过炮制加工成中药饮片，方可于临床调剂和制剂使用。中药炮制的主要目的是"减毒增效"，通过中药炮制，可以去除杂质和非药效部位，改变和缓和药性，改善中药的口感与气味，提高药物疗效。

中药炮制历史悠久，马王堆出土的帛书《五十二病方》中就有大量关于炮制的内容。经过历代医药学家不断实践总结，炮制技术不断完善，炮制品种类不断丰富。在炮制学发展过程中，各地医药学家因地制宜、因药制宜，发展形成了不同的炮制技术流派，其中以樟树帮、建昌帮、京帮、川帮这四大传统炮制技术流派最具代表性。

建昌帮炮制工具有特点、炮制辅料有特色、形色气味有讲究、炆煨工艺有绝活，其形成与发展对后世中医药产业发展产生了深远的影响。在炮制技术领域，建昌帮所倡导的精细加工理念历久弥新；在中药商业流通领域，建昌帮饮片已成为驰名中外的优质饮片代名词。

建昌帮中药传统炮制技术历史悠久，源远流长。为了完整客观地呈现建昌帮发展全貌，该书编写团队遍稽群籍，多次前往江西省尤其是南城县与有关专家、学者、传承人、管理者、从业者深入交流，精雕细琢最终成书。建昌帮发祥于南城县，该书系统概述了南城医药历史，论述了麻姑山、益王文化、建昌军药局与建昌帮之关系，介绍了建昌帮的制度结构、炮制工具和技艺、特色饮片、炮制技术现代研究、教育传承及南城县中药资源。该书的出版将为建昌帮的传承发展及其所彰显的中医药特色文化的发扬光大提供重要支持。

是以为序。

中国工程院院士
中国中医科学院院长
2023 年 10 月

前　言

建昌帮与樟树帮合称为江西帮，为我国十三大药帮之一。建昌帮尤擅长传统饮片加工炮制，是中药炮制四大流派之一。建昌帮发祥于南城县，兴于唐宋，盛于明清，后因多种原因陷于衰落，如今在振兴中医药发展的历史进程中再次发展发扬。建昌帮药业历史悠久，文化底蕴深厚，在我国赣闽一带乃至东南亚、欧洲地区，多见其影响踪迹。建昌帮是中医药发展历程的缩影，其兴衰折射出中医药的兴衰，建昌帮发展遇到的问题也多是中医药发展中普遍存在的问题。梳理建昌帮发展历史，可以点带面展现中医药发展的历史画卷，建昌帮对于江西抚州南城的意义，也在一定程度上代表了中医药对于中华民族的意义。纵观建昌帮发展的历史，可以发现，建昌帮的起源依赖于南城县自然禀赋，发展依赖于王府文化与建昌军药局的人文历史，兴盛依赖于良好的社会政治经济环境，衰退源于近代中西方文化的冲突，复兴伴随着中华民族的伟大复兴。

重新梳理建昌帮发展脉络，不难发现传统中医药富含着匠心与仁心，这是建昌帮能够传承至今的精神砥柱。现代制药工业给中医药发展带来了先进的技术、整洁的工厂和规范化的操作流程，但是在医药行业经济规模日益增长的同时，传统的手工技艺却逐步被冰冷的数字与程序替代。中医药现代化教育过程中，传统中医药"医者仁心"的人文关怀，在传承过程中未能受到充分的重视。建昌帮炮制技术的传承，依靠老师傅言传身教，师徒代代相传，这种教育方式恰恰是中医药精神传承的核心。今日再梳理建昌帮,不禁反思,中医药作为关怀健康的学问,是否应该更加重视培育学子的人文素养,重视国学和医者仁心的教育? 古有袁燮作《建昌军药局记》,阐述当时建昌军药局设立的初衷乃是疗人身心,今日再整理建昌帮乃是忆古思今,重述古人之志。

本书稿的写作历时 2 年,编撰者积极开展文献、实地调研,多次修改,期间得到了全国尤其是江西省南城县有关单位和领导专家的指导与帮助。书中的不足之处与值得进一步研究的问题,恳请专家、学者与读者不吝赐教,共同探讨进步。

编者

2023 年 6 月

目　录

第一章

建昌帮发展概览

我国中医药文化源远流长,在不同历史时期的中医药文化各有特点,其中明清时期商帮文化与中医药产业深入融合,形成了"药帮十三帮"等具有中医药特色的药帮文化,并对我国中医药产业的发展产生了深远影响。在历史记载的众多药帮之中,建昌帮因其独特的炮制技艺和特殊的区位优势影响较大,曾一度成为享誉中外的著名药帮。相传建昌帮起源可以追溯到东晋葛洪(约 284—364 年)在麻姑山开炉炼丹,有葛洪"天下已乱之际,避地南土麻姑山"采药炼丹,著书立说的记载;后经宋代、元代医药学家应用得以进一步发展,尤其是"建昌军药局"的设立,对建昌帮炮制流派的形成起到了重要推动作用;到明清时期建昌帮发展进入鼎盛阶段,尤其是商帮文化的发展,推动了建昌帮成为一个有组织的药帮;中华人民共和国成立前,受到战争等不利因素影响,建昌帮逐步走向低迷,甚至一度被忽视遗忘;中华人民共和国成立后,党和政府为中医药发展提供了稳定、优渥的政策环境,建昌帮因其丰富的文化内涵和科技价值再次受到重视,并得以恢复和进一步发展。

第一节　建昌帮的由来

建昌是古地名,因东邻福建、北毗南昌而得名,因其特殊地缘优势,古建昌商业发达,加上古建昌物产丰富且医药文化底蕴深厚,建昌帮逐步成为中药炮制流派。

一、"建昌"之名源于南城县

在中国古代社会,商会是一种非常重要且普遍存在的商业组织,在统筹商业活动、解决商业争端、树立行业规则等方面具有不可替代的作用。古代商会形成多依赖于宗族、乡党等可信任的人际关系,多以地缘关系为纽带,常用"地名+帮"的形式命名,因此商帮往往带有浓厚的地域色彩。然而,由于各地方土地禀赋产出不同,一个区域往往产出具有区域特色的商品,一个商帮不同商户经营的商品多有相似之处,故看似以地名命名的帮派实际又暗含行业之意。建昌帮的"建昌"二字概指地名,是古代类似于今日地市一级的行政区域,是今日以南城县为中心包括周边的一些区域。南城县历史上曾为建昌府行政管辖部门所在地,今日说起建昌之事多归于南城。南城县建县历史悠久,汉高祖五年(公元前202年)南城建县,当时县域包括今南城、抚州、崇仁、乐安、宜黄、金溪、资溪、南丰、广昌、黎川等县市。

"建昌"作为南城县地名来源于宋太平兴国三年(978年),建武军改为建昌军,因军境东邻福建、北毗南昌而名,军治设南城。元至元十四年(1277年)建昌军改为建昌路,治南城县,辖今江西南城、黎川、广昌、资溪等县。明洪武二年(1369年),建昌路先改为肇昌府,又改为建昌府,直到民国元年(1912年)民国政府撤销建昌府,南城县直属于省。通过南城县名称溯源可以发现,"建昌"一名取自"福建+南昌"地缘文化,建昌之名延续934年(978—1912年)之久,古南城县为建昌军(路、府)的管理机构所在地,因此将建昌帮"建昌"二字的来源归于南城是合情合理之举。

二、建昌帮如何成为炮制流派

建昌帮是中国古代众多商帮中的一个,然而多数商帮已经消失在历史长河之中而只剩下名字,建昌帮却在中医药行业中流传了下来,主要原因是建昌帮经历了从商帮向药帮的转化过程。现代被人熟知的建昌帮实际是"建昌药帮"的缩写,如今以中药炮制技艺闻名,是我国中药饮片炮制的主要流派之一。建昌帮与江西樟树帮、四川的川帮、京津地区的京帮被称为中药界四大主流炮制流派。中药炮制是指将中药材(个子货)加工成可配伍组方、煎煮服用的中药饮片过程,是中医药必不可少的组成部分。通常认为,中药炮制过程主要起到"减毒增效"的作用,通过各种炮制方法使得中药材便于临床调剂,消除或减低中药材的毒性或副作用,增强中药药性。

中药材生产曾有"上山采药,就地取材"传统,因此各地区中药材来源和加工方式略有不同,形成了具有一定特色的中药材品种和炮制规格。中药资源丰富、人工相对集中的地区,特色中药材品种和炮制规格也更丰富,久而久之形成地方特色流派。建昌帮便是依托区位优势逐步发展起来的炮制帮派之一。建昌帮以炮制闻名,在历史上曾形成以江西南城县(古称建昌府)为中心,辐射我国江西、福建、台湾,以及东南亚各区域的炮制帮派,有民间谚语"南城客,建昌帮,人参鹿茸用船装"示其繁荣。建昌帮商业与炮制技术的发展相互促进,商业发展带动了炮制工具创新与炮制技术进步,最终商帮与炮制融为一体,成为今日之建昌帮。

建昌帮之所以因中药闻名,确有其特殊的历史文化背景。首先,建昌帮多被认为与葛洪在麻姑山开炉炼丹有关。麻姑山原名丹霞山,唐开元年间(713—741年),因道士邓紫阳奏立麻姑庙而得名。据《云笈七签》卷二十七《洞天福地部》记载,麻姑山为三十六洞天之二十八洞天,七十二福地之十福地,洞天福地兼而有之。所谓洞天是指山中有可以通达上天的洞室,所谓福地是得福之地,洞天与福地构成了道教文化中地上仙境的主题部分。麻姑山作为道教圣地,自然不缺少在此清修养生之人,道教与医药发展关系密切,不少著名道门名士也是著名的医药学家,道家在麻姑山修养炼丹,为后世医药学的发展奠定了一定的基础。

其次,建昌帮成为炮制流派与建昌官府设立药局密不可分。南宋时期,王朝偏踞江南,南城颇为繁荣,市场药业兴起,官府设立"建昌军药局",推行局方(即《太平惠民和剂局方》),官办药局对中药质量要求较高,选药必用道地药材,有"萃良药,唯真是求,不计其值"的说法,这就为建昌帮赢得信誉与声望奠定了基础。建昌军药局在炮制工艺上不怕烦琐、不计人工,以精湛的炮制技术、独特的操作工艺载誉中外,有"为制之方,精切微密,毫发不差"之说,这种精益求精的制药精神是建昌帮的主要特点。

最后,建昌帮成为药帮与当地医家辈出、医药著述颇丰的医学发展有密切关联。盱江流域文化底蕴深厚,素有"才子之乡"的美誉,宋代以后盱江流域兴建书院众多,加上古人多有"不为良相,便为良医"的传统思维,使得儒学与医家共同发展,在盱江流域出现了一大批优秀的医家,流传医家著述颇丰。盱江流域又擅长雕版印刷术,金溪县浒湾书铺是清中后期江西雕版印刷中心之一,素有"金溪浒湾男女皆能刻字"的说法。雕版印刷术便利了盱江医学经验以文字形态保留下来。盱江医学的兴盛,客观上为建昌药帮的发展提供了支撑,使得建昌帮形成了医药圆融的格局。

三、建昌帮何以成"帮"

建昌帮以"帮"著称是我国明清历史发展特殊阶段造成的,也是我国中医药文化与明清商帮文化的一次碰撞。我国商帮文化兴盛于明清时期,从商帮研究综述资料来看,我国官办产业向小手工业主的私有化推动了民间商业的发展,白银作为流通货币促进了国内外交易,打通运河和交通条件改善促进了全国贸易的形成,这些客观条件的成熟促进了商帮的形成。

在明清时期官本位的社会文化影响下,存在官方指定商人从事特定商业活动的社会现象,商业活动并非完全的自由竞争,也存在利益分配的成分,这就需要"商帮""行会"等作为统一协调的商业组织。商业活动导致人口迁移和流动,许多商人背井离乡,缺乏亲情、友情等人文关怀,地缘政治和乡土文化在商人间起到了重要的纽带作用,推动以乡情为核心的商帮形成。江西商帮在历史上称为"江右商帮",《日录杂说》上记载"江东称江左,江西称江右",建昌帮属于江右商帮的范畴。

由于建昌府地处赣闽交界之地,商帮兴起,建昌之名本也与"南昌""福建"区位有关。因此建昌府商业发达,结合当地特色医药炮制技术,形成了以药商著称的建昌帮。时至今天,古时建昌帮所在之地仍然是江西与福建的交通要道,每日穿梭在两省的物流车辆不计其数,古时繁荣可见一斑,只是在公路和铁路高度发达的条件下,水路运输已不是那么重要了。

建昌帮的经营范围以赣闽丘陵山区为主,拓展到周边省份乃至海外。在近百年中,建昌帮药商基本垄断了南城、南丰、黎川、广昌、资溪、宜黄、宁都、瑞金、石城、于都、会昌、兴国、安福、建阳、建瓯、建西、永安、建宁、光泽、邵武、松溪、浦城、崇安(现为武夷山市崇安街道)、顺昌、龙溪、沙县、将乐、南平、长汀、宁化、连城、清流、上杭、武平、三明、古田、玉山、弋阳、贵溪、铅山(河口)、横峰、广丰等四十余地的中药业。此外,汉口、上海、广州、昆山、常山、南昌、赣州等部分地带也有建昌帮药业。建昌帮药材和饮片也同样远销海外,包括新加坡、马来西亚。

第二节　建昌帮的特点

从现在流传的建昌帮资料来看,建昌帮特点主要集中在炮制领域,根据文献和实地观察,建昌帮炮制特点可以概括为四句话:炮制工具有特点;

炮制辅料有特色;形色气味有讲究;炆煨工艺有绝活。亦有著作将建昌帮炮制风格总结为"工具辅料独特,工艺取法烹饪,讲究形色气味,毒性低疗效高"。

一、炮制工具有特点

今日到访江西南城县,可以发现在政府、企业、民众等各方的努力下,不少机构建立了展示建昌帮文化的博物馆,仍可以看到不少仍在应用的建昌帮炮制工具。建昌帮对炮制工艺、技法和饮片质量的追求凝结在一件件建昌帮工具之中。

1. 建昌帮切制工具

中药炮制目的之一是便于调剂和服用,将个头较大的中药材切成便于调剂、煎煮的各种形状。刀具作为炮制最常用的工具,在不同区域发展出不同的炮制用刀。建昌帮切片所用的"建刀(又称豚刀)"具有明显的特征,素有"见刀认帮"的说法。建刀的特点可以概括为"体重、把长、刀面阔大、刀口线直、刃深锋利、吃硬省力、一刀多用",可以用于切制各种动植物类中药材。

雷公刨更是建昌帮所独有的炮制工具,体现了建昌人对炮制工艺的思考和对饮片品质的追求。雷公刨几乎仅见于建昌帮炮制工具,其设计类似于改造过的木工用于抛光的刨子,通过在药材一端加压进行刨制,可用于刨制长、斜、直、圆各形薄片或厚片。雷公刨最典型的炮制产品就是人字形枳壳片,为建昌帮特有的枳壳饮片规格。

2. 净制工具

泽泻笼是用于泽泻炮制的竹编笼,用于泽泻的去皮、去毛(细根)。由于泽泻切制前需要去皮、去毛,通过将泽泻装到泽泻笼中,转动泽泻笼使得泽泻不断在竹笼壁发生碰撞,从而起到去皮、去毛的作用。

3. 其他工具

硫黄柜是古代用于中药材熏制的加工工具,主要用于易霉变、易虫蛀中药材保存前的熏制。硫黄柜内部主要是层屉式的格栅,用于放置拟熏制的中药材,最下层是一个用于放置硫黄的抽屉,将硫黄点燃后放置到下层硫黄屉中,关闭上层柜门,通过燃烧产生的二氧化硫熏制上层的中药材。

枳壳夹(枳壳榨)是用于放置枳壳给枳壳定型的一种炮制工具。枳壳为江西道地药材,每年具有较大的加工量,因此枳壳夹这类工具得以在建昌帮广泛应用。枳壳炮制时先去除果瓤果肉后,压扁成半月形后放入枳壳夹放置定型。枳壳夹为多层木板结构,木板中间凹陷用于放置枳壳,上层木板起到固定和压榨枳壳的作用。经过枳壳夹处理的枳壳,具有较为固定的形态,便于后期切制。

二、炮制辅料有特色

酒是最常用的炮制辅料之一,主要是借助酒的溶媒作用增加有效成分的溶出,酒制也可以起到引经增效作用,还可以去除腥臭杂味,起矫臭之功,常用酒洗、酒润、酒炙等方法。炮制酒有黄酒、白酒之分,建昌帮炮制多用麻姑酒,樟树帮炮制多用米酒。

建昌帮有酒制三七粉,取三七原药,用黄酒(麻姑酒)拌匀,闷润,至黄酒吸尽,置于木甑中蒸 4~5 小时,趁热切片,晒干,碾细粉。每 100kg 三七,用黄酒 15kg。

据古代文献记载,麻姑酒自具药性,作为炮制辅料独具特点。据《神仙传》记载,麻姑为东汉桓帝时人,她在绛珠河畔以灵芝酿酒,为王母祝寿。故麻姑酒又称寿酒。《麻姑山志》载:"麻姑山人,取麻姑泉水酿酒,饮之冷比霜雪,甘比蜜甜,一盏入口,沉疴即痊。"

麻姑酒顾名思义,因用麻姑泉水和麻姑米酿造而得名,属于甜黄酒。麻姑酒的特点是香气浓郁,味美甘甜,醇度适中,酒醒温和。其选用麻姑山所产糯米为原料,筛选细粒、杂米,取粒大、饱满、色白者,以麻姑山泉水浸泡,蒸熟冷却,以根霉菌作为糖化发酵剂,入缸发酵 7~10 天后,起缸压榨,酒液再注入陶瓷缸中,按比例分 3 次掺入 25%~30% 的 56 度优质大曲酒,置阴凉处贮藏至老熟。贮存期间精心倒缸 3 次,剔除酒脚(即沉渣)。再将麻姑山所产灵芝、当归、何首乌、陈皮等 20 余味中药材,按照传统配方入缸封口,贮放 2~3 年后,酒色自然形成琥珀色或棕红色,起缸后再经过滤,所得滤液为成品,其酒精度为 17~18 度,含总糖 18%~20%、总酸 0.40%~0.43%、总酯 0.43%。在制作过程中不添加糖精及色素,自然形成独特风味。

糠是建昌帮炮制辅料一物多用的代表。糠可以作为加热燃料,取其无明火、燃烧慢的特点用于炆、煨、煅制中药饮片;也可以用于炒制中药饮片,在南方多用米糠,北方多用麦麸。

三、形色气味有讲究

建昌帮中药饮片片形以"斜、薄、大、光、色艳、气香、味厚、低毒、高效"著称。所谓"斜"是指建昌帮炮制饮片喜用斜片,斜片可以使得饮片切面更大,增加中药饮片与溶液的接触面,促进有效成分的溶出,建昌帮黄芪、白芍等多用斜片。所谓"薄"是指建昌帮炮制饮片切制时饮片厚度较薄。所谓"大"主要是指建昌帮炮制的饮片形大,如大茯苓片等。"光"则是指建昌帮饮片切口整齐,无毛刺。上述"斜、薄、大、光"的特点多与建刀的特点有关,比较典型的饮片有"延胡索鱼鳞片、赤芍竹叶片、防风飞上天"。色艳气香则与建昌帮特色炮制工艺有关,建昌帮炮制强调水温和时节的差异,冬季水润和夏季水润的时间有所差别,强调炮制须看药材的"水头",有"久洗无药味,久泡无药气,少泡多润莫伤水,无气无味卖药渣"之说。

建昌帮炮制有行话"切药是徒弟,润药是师傅",如从建昌帮肉桂炮制方法可以看到建昌帮对水润要求:取原药材,除去杂质,喷洒适量清水,用湿麻布包裹闷润 1 日,如遇湿麻布片干爽时中途再喷淋清水;取出,刮去外面粗皮,纵切丝片或横切薄丝片,并时常扎成小把,晾干。此外,建昌帮还善用米泔水、豆腐泔水润药。

四、炆煨工艺有绝活

炆法和煨法是建昌帮具有特点的炮制方法。炆法为用糠等燃烧的没有火焰的微火炮制中药材。煨法是利用湿面粉或湿纸包裹药物,置热火灰中缓慢加热,至面或纸焦黑为度,可缓和药物的烈性或副作用,如煨生姜、煨甘遂等。

《江西省中药饮片炮制规范》(2008 年版)共收载 4 种炆法炮制品:炆地黄、炆何首乌、炆黄精、炆远志。

1. 炆地黄

取生地黄,除去杂质,大小分类,洗净,加水浸透后置于炆药罐内,加入清水,上盖,移至围灶内,罐周围堆满干糠,点火炆 2 天,加上砂仁、陈皮末拌匀,不宜早下,一般中途加入,炆至糠尽灰冷、药熟汁干时,药材熟透转黑,取出干燥至半干,入容器内,用黄酒拌匀,待酒吸尽后,置木甑内,蒸 4~6 小时,取出,干燥至半干时,切厚片,干燥,色黑如漆。每 100kg 生地黄,用砂仁、陈皮末各 1.5kg,黄酒 20kg。

2. 炆何首乌

取净何首乌片,浸透,与黑豆一同放入炆药罐内,加入温水,上盖,移至围灶内,罐四周放置木炭和干糠(每 100kg 何首乌,用木炭 5kg、干糠 80kg)点燃后炆 1~2 天,至糠尽灰冷或药透汁干,取出,干燥,筛去黑豆渣;再用黄酒拌匀,待吸尽后,蒸 4~6 小时,停火密闭一夜,取出,干燥。每 100kg 何首乌,用黑豆 10kg、黄酒 20kg。

3. 炆黄精

取原药,除去杂质,洗净,用清水漂约 1 天,取出,沥干水,放入炆药罐内,每罐装药至 2/3,加入温水,上盖,移至围灶内,罐间放少量木炭,并堆放干糠,点燃后炆 1 天,至药熟透汁尽,取出,干燥;用酒喷洒均匀,闷润,待吸尽后,蒸 4~6 小时,焖一夜,至转黑色时,取出,干燥至半干,切斜厚片,干燥。每 100kg 黄精,用黄酒 20kg。

4. 炆远志

取净甘草,切断,打扁,与净远志拌匀,置炆药罐内,加温水适量(以平药面为度),上盖;将药罐移置围灶内,堆放干糠于罐四周(以药材 100kg:干糠 50kg 的比例),点火,炆 4~6 小时,至罐内汁水基本吸尽,取出,拣去甘草,干燥。每 100kg 远志,用甘草 6kg。

建昌帮保留了唐代"膛灰火炮制"的煨制法,在国内独具风格。

煨附子

取盐附子,洗净,用清水浸漂 7~10 日,每日换水 2~3 次,至盐分漂尽,取出,晾干;在避风处用砖砌一围灶,高 40~50cm,其内均匀平铺烧过的细糠灰烬,将药物头尾交错压住立于灰烬中,至没有空隙,在上面覆盖一层生姜片,生姜片上再平覆盖 2 张草纸,纸上再铺一层 4~5cm 厚细糠灰,灰上平铺少量稻草、干糠壳;于四角点火引燃,2~3 日后,待糠烬灰冷(以附子顶端下陷,纸不烂掉为宜);取出附子(此时药材应敲之有响声),再蒸 10~14 小时,至口尝无或微有麻舌感时取出,晒干,再用开水泡 15 分钟,用麻袋日摊夜闷 2~3 日,切纵薄片,晾晒干。每 100kg 盐附子,用生姜 12kg。饮片为不规则形的薄片,表面棕褐色,半透明,有空洞和裂隙。

第三节　建昌帮的影响及发展脉络

建昌帮从一个占据闽赣咽喉要道的商帮,结合建昌丰富的中医药与道教文化,成为一个以中药饮片和炮制技术闻名的药帮,演变成近代所熟知的炮制流派。建昌帮的形成与发展对后世中医药产业发展产生了深远的影响。在炮制领域,建昌帮所倡导的精细加工的理念不断深化,迄今为止许多中药企业都将"炮制虽繁必不敢省人工"作为中药质量管理的理念。在中药商业流通领域,建昌帮饮片跨越五湖四海,成为家喻户晓的优质饮片代名词。

一、建昌帮影响范围

建昌帮与樟树帮同为江西帮,在中药炮制历史上各有千秋。建昌帮之所以传播甚广与其处于赣闽交界的地理位置有关,傅学说在《建昌帮中药业及药王庙的回忆》一文中回忆:"以经营药材业务而论,则樟树最大,销路最广;以从事药业人数而论,则南城最多。大部分南城人都在福建各县经营国药,创业成家。"一些关于建昌帮流传的俗语也从侧面印证了建昌帮在外地的影响,如"南城客,建昌帮,人参鹿茸用船装"。从某种角度来看,樟树帮更像一个闻名遐迩的中药材集散市场,建昌帮则是一个传统意义上的商帮。

建昌帮和樟树帮作为炮制的两个流派,其形成和演变的动力存在一定的关联和差异。建昌帮和樟树帮都是根据当时地理、区位优势,应中药商业需求而兴起,二者都是以中药饮片的加工炮制而闻名,且均形成了具有一定特色的炮制饮片和炮制工艺,成为了著名的炮制流派。然而,二者在演化的动力上存在明显差异,建昌帮多是以商业交流活动为主要形式,从建昌帮历史记录上来看,建昌帮是一个"行走"的药帮,而樟树帮则是一个依托樟树药材市场形成的"坐着"的药帮。二者在发展过程中有竞争的一面,更有相互促进的一面,是相互成就的关系:从文献资料来看,樟树帮的"帮"之名字,很大程度上借鉴了建昌帮的商帮文化;建昌帮成为炮制流派,也一定程度上受到了樟树帮的启发。

建昌帮药工的主要迁徙地包括我国福建、广东、台湾省,以及东南亚地区。江西省中药学家熊梦生前曾认定"台湾中药业属建昌帮"。

民国七年,汉口总商会兴举各帮会员名册,所列各帮名目尤多,有银行帮、票号帮、本帮钱帮、江西钱帮、江西字号帮、江西建昌帮、江西抚州帮、江西吉安帮等,可见建昌帮在民国时仍有很大影响力。当时在南昌主要的地域性商帮有徽州帮、广东帮、湖北帮、福建帮、四川帮、山西帮、吉安帮、南风帮、建昌帮等。在义宁州,有山西、广东、安徽、抚州、建昌、浙江及义宁八帮商人。

建昌帮在海外的流传同样受到了福建交通区位的影响,古代福建的福州港、泉州港、漳州月港、厦门港在我国古代中医药交流中具有重要作用。汉唐以来,阿拉伯人、东南亚人、波斯人等多通过上述港口进行贸易和医药交流,香料、进口药材、滋补品等不断通过这些港口输入我国,我国中医药文化及建昌帮饮片也同样远销海外,这为建昌帮海外传播奠定了基础。较为著名的出口中药材包括人参、麝香等。

二、建昌帮的衰落

随着清末、民国时期社会动荡的开始,受到战争和文明冲突的影响,中国社会经济一度衰落至极,建昌帮生产加工和商业基础遭受巨大破坏,受到了前所未有的重创,兴盛数百年的药王庙付之一炬,传承炮制人才严重流失,知名商号消亡殆尽,建昌帮一度进入极度衰落时期。尤其是日本侵华后,南城作为主要战场之一遭受多次轰炸和焚毁,药业发展基础被彻底摧毁,大批从事中药饮片加工的手工业主外流他乡。1942 年,日寇侵入南城,药王庙的中下两层被烧毁,上层正殿被破坏,历经元明清前后六百年余的药王庙不复存在了。

(一) 商帮与现代商业体系的碰撞

1840 年,英国政府以"虎门销烟"为借口,对清政府统治下的中国发动了第一次鸦片战争。这场战争直接撬开了清政府闭关锁国的大门,并且迫使清政府签订了中国第一个不平等条约——《南京条约》。《南京条约》共十三款,其中第二款为"清政府开放广州、福州、厦门、宁波、上海等五处为通商口岸(史称"五口通商"),准许英国派驻领事,准许英商及家属自由居住"。五口通商导致我国传统贸易格局受到重创,传统手工业在现代工业产品的冲击下日益衰退。纺织品、新式药品、食品、钢铁等都是五口通商的主要贸易产品。在"五口通商"启动西方列强入侵影响下,中国在半殖民地泥潭越陷越深,以中国传统手工业为基础的商帮体系开始逐步衰退,在西方列强不断侵蚀和破坏下,在明清盛极一时的商帮文化衰落,最终慢慢退出历史舞台。

(二) 传统医学与西方医学的碰撞

建昌帮在清末民国时期的衰落,也是西方医学传入中国后中医药面临困境的一个缩影。回顾中医药的发展历程并非一帆风顺,近代西方医学对中医药曾产生严重影响,甚至导致了废止中医药的举动。在远古至清代的漫长历史过程中,中医药始终是中华民族养生保健的主要途径。清末鸦片战争之后,西方医学传入中国,西方医学和中医药的融合并不融洽,中医药在卫生保健系统的主导地位受到挑战。1912 年 11 月,北洋政府教育部颁布"医学专门学校规程"和"药学专门学校规程",设医学科目 48 种,药学科目 31 种,均无中医药学内容,完全将中医药学排斥在医学教育系统之外。1929 年,国民党卫生部采取了反中医的政策,甚至通过"废止中医案",对中医药的发展造成严重伤害。1936 年,国民党颁布《中医条例》,该条例中仍然存在许多歧视、排斥中医药的内容。中医药学在抗日战争中发挥了巨大的作用,但在抗日战争胜利后受压迫的状况仍未改观,中医药在教育、经营、称呼上仍受到严重歧视。中医中药相互依存,在当时中医药遭受歧视的情况下,建昌帮的发展也如同无根之木。

(三)战争导致建昌帮商业基础破坏

建昌帮兴盛延续到辛亥革命时期,民国初期建昌帮尚有发展,但随着第二次国内革命战争、十四年抗日战争的来临,建昌帮发展严重受阻,一是日本不断轰炸导致建昌帮药业发展的基础基本被毁,二是国民党封锁政策导致中药材运输基本停滞。

1937 年"七七事变"爆发,日军全面侵华,抗日战争爆发,战火逐步蔓延至江西、福建等建昌帮发源地,导致建昌帮药材生产、运输受阻,建昌帮进一步衰落。1932 年,江西省第八行政区保安司令部设在南城县,后更名为第七行政区保安司令部,南城县成为重要的区域军事要地。1941 年 3 月 3 日,日军对南城狂轰滥炸,使得南城市区街道化为灰烬。次年 6 月,南城沦陷,遭到日军洗劫,整个南城古老建筑几乎全部被毁。建昌帮炮制所需的原料、辅料也几乎难以获取,如有记载云"抗日战争期间,庆乐斋酒栈倒闭,麻姑酒生产区域停顿,以至在市场上绝迹"。解放战争时期,国民党军阀割据,对革命根据地采取封锁措施,禁止药材进入根据地,导致了传统药材流通渠道断裂,大量库存药材霉烂变质,药商蒙受巨大的经济损失,一些经营两三百年的大药栈(行)倒闭歇业,建昌帮进入大萧条阶段。

三、建昌帮的复兴与发展

中华人民共和国成立后,中医药受歧视的地位得到了有效纠正,建昌帮再次受到重视,从过去的萧条状态开始复苏、成长、壮大。对于如何对待中医药学的问题,毛泽东同志就曾多次做出重要指示,强调必须团结中医,发挥中医的作用。毛泽东指出"中国对世界有三大贡献,第一是中医,……"。在党中央、国务院的关心下,中医药地位的巩固和发展取得了一系列进展。一是在行政上设立专门部门推动中医药健康发展。1952年,在卫生部医政局内设立了管理中医的行政机构中医科;1954年,卫生部设立了中医司;1988年,国务院决定成立国家中医药管理局,中医药管理体系架构初步显现。二是加大力度发展中医药教育,培养中医药人才。1951年,卫生部颁发《关于组织中医进修学校及进修班的规定》;1954年,江苏省中医进修学校成立,后更名为南京中医学院;1956年,北京、上海、广州、成都等地先后筹备成立中医学院;至今全国多数省、自治区、直辖市已建立中医学院或大学,为中医药长期发展奠定了人才基础。三是加强中医执业和中医医疗机构的建设。1952年登记在册的中医有30.6万名;到1957年3月,全国有20万名中医参加了联合中医医院、联合诊所、农业合作社的保健站等单位的疫病防治工作,并有29 000余位中医参与了各公立医疗机构工作。

◇◇ 参考文献 ◇◇

[1] 江西省南城县志编纂委员会.南城县志 [M].北京:新华出版社,1991.

[2] 中国历史大辞典·历史地理卷编纂编委会.中国历史大辞典 历史地理 [M].上海:上海辞书出版社,1997.

[3] 龚千锋.中药炮制学 [M].新世纪4版.北京:中国中医药出版社,2016.

[4] 龚国光.赣地艺术 民俗 建筑 [M].南昌:江西教育出版社,2007.

[5] 《走遍中国》编辑部.走遍中国 江西 [M].2版.北京:中国旅游出版社,2012.

[6] 李叔墉.江西医药志 [M].南昌:江西省医药总公司,1985.

[7] 杨飞.中国书法全集 [M].北京:中国华侨出版社,2018.

[8] 王俞现.权力、资本与商帮:中国商人600年兴衰史 [M].北京:北京联合出版公司,2020.

[9]　贺三宝 . 江右商帮兴衰对区域经济社会影响研究 [D]. 武汉：武汉大学，2014.

[10]　范崔生全国名老中医药专家传承工作室 . 樟树药帮中药传统炮制法经验集成及饮片图鉴 [M]. 上海：上海科学技术出版社，2016.

[11]　赵维臣 . 中国土特名产辞典 [M]. 北京：商务印书馆，1991.

[12]　高希言，朱平生，田力 . 中医大辞典 [M]. 太原：山西科学技术出版社，2017.

[13]　何晓晖，陈明人，简晖 . 旴江医学研究 [M]. 北京：中国中医药出版社，2018.

[14]　范金民 . 明清社会经济与江南地域文化 [M]. 上海：中西书局有限公司，2019.

[15]　上海中医学院 . 中医年鉴：1987[M]. 北京：人民卫生出版社，1988.

[16]　丁文源，王国兴，王梁生，等 . 江西特产风味指南 [M]. 南昌：江西科学技术出版社，1986.

第二章

建昌帮的医药学基础——南城医学和药业发展历史

建昌帮起源于晋朝,其发祥地为江西省南城县。建昌帮作为一个以中药材、中药饮片闻名的商帮组织,其交易的主要商品为中药材和中药饮片,主要的贸易形式是在南城县进行加工,将中药材、中药饮片贩运至通商范围。中医自古有医药不分家之说,不少医生熟谙药性,他们的医学实践为中药发现、炮制、应用等积累了经验。以炮制加工自成体系、颇具特色的建昌帮的发展与当地医学发展也具有一定的关系。比如元代建昌药业的用药、制药的状况就较好地反映在著名的医学方书《瑞竹堂经验方》一书中。该书对临床治疗的用方用药和药物加工制备叙述得非常完善,不仅体现了元代建昌药业特殊的炮制方法,以及其用药的细致规范,而且体现了医生对建昌帮特殊加工炮炙饮片的临床应用。《瑞竹堂经验方》可以说是建昌帮医药融合的典范,对后代南城医药也有深远影响。南城县及周边地区医学的发展带动了南城药业的繁荣,当地自然、人文历史、地理区位等条件催生了建昌帮的诞生。本章对南城医药学发展历史作一简要探讨,寻找建昌帮的发生、发展的土壤。

第一节　南城医学发展历史

一、南城医学概况

20世纪80年代,江西中医学院杨卓寅教授在《地灵人杰的"旴江医学"》一文中指出:"《中国古今地名大辞典》载:'旴江古称旴水……亦名抚河,出江西广昌之血木岭,东北流经广昌、南丰二县东,至南城县东北会黎水,折西北流至临川县东南为汝水,至县西北临水,合宜黄水,西宁水来会,又西北流至进贤县西,南昌县东南,下流分数派,西入赣江,北入鄱阳湖。'据此,我将这一地带的医学群体,名之曰'盱江医学'。"南城县属于盱江上游流域,其医学流派也属于盱江医学的一部分。

南城在其发展历史上涌现出了众多医学人物,其中既有葛玄、葛洪这样著名的道医在此采药、炼丹,为民众治疗疾病;又有黎民寿、严寿逸、谢星焕、曾鼎这样的著名儒医,发扬医理、著书立说;还有王文谟、吴文炳这种以喉科闻名于世的专科医生,小方奇术、简便验廉;也有赵瑄官至太医院御医,以及地方藩王益端王朱祐槟,重视医学、设立医院促进地方性医学发展。但将南城的这些医学成就放在整个盱江医学群体中来考量,其与历史上南城在盱江流域地区的重要地位并不相称。究其原因,与南城气候适宜、大疫甚少以及当地信巫不信医的民俗有一定关系。据不完全统计,从西汉至中华民国时期,史书、方志中记载的南城医家共 71 人(其中医官 4 人),医学著作共 63 部(图 2-1)。

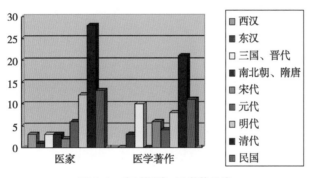

图 2-1 南城医家、医学著作表

二、南城医学起源——先秦至唐代

(一) 道教黄老之学

医道同源,南城医学的起源与道家密不可分。南城境内有着中国道教名山麻姑山,早期许多道士都曾在麻姑山修道,这与南城医学的起源与发展有着密切的关系。据记载,秦时,华子期隐居麻姑山华子岗修道,采药炼丹,为民消灾除病,至今该处尚存华子期藏书石室遗迹。相传寿仙麻姑女在麻姑山修行,采药治病,消灾济众。麻姑是东汉王远(王方平)之妹,又称寿仙娘娘、虚寂冲应真人,是中国民间信仰的女神,属于道教人物。西晋葛洪将麻姑在麻姑山炼丹修行事迹载入《神仙传》。《神仙传》记载其貌美,自谓"已见东海三次变为桑田",故古时以麻姑喻高寿。又流传有三月三日西王母寿辰,麻姑于绛珠河边以灵芝酿酒祝寿的故事。过去中国民间为女性祝寿多赠麻姑像,取名麻姑献寿。唐朝颜真卿任抚州刺史时,追忆麻姑,撰南城县"麻姑山仙坛记",有"天下第一楷书"之称,为后世敬仰。北宋张君房《云笈七签》也载有"麻姑隐居麻姑山修行,功德圆满,后世企慕追寻者众"。至今麻姑山尚有麻姑栖息修行的"丹霞洞"遗迹存留。西汉时期,浮丘公、王方平、郭族均擅方术,在汉昭帝时曾隐居南城麻姑山修行、炼丹、制药。至今,麻姑山尚有浮丘公"浮丘公丹井"。道家对长生不死、神仙幻境的追求首先建立在身体康健之基础上,因此道家首先对疾病治疗进行实践;其次道家为追求长生,钻研采药炼丹,习练呼吸、导引等黄老之术,这些都是对药物的认识,对生命的认识,无疑孕育了医药学的萌芽。

(二)道医入世

江西是道教的重要发源地之一。曾在江西龙虎山修道的张道陵在永和六年(141年)撰道书24篇,创立道教。入道者须出米五斗,故称"五斗米道"。

东汉末年道教兴起,南城也产生了道教,与五斗米道相似,南城道教吸收了道家黄老之术,在炼制丹药以求长生之余,把行医济世作为传道的一种有效工具,借医弘道,治病救人。代表人物有葛玄、郑隐、葛洪等。葛玄,字孝先,三国吴道士,琅琊(今属山东)人,人称太极葛仙翁,曾隐居南城麻姑山和江西阁皂山修行,筑坛、创药苑、采药、制药、炼丹、行医。其自幼好学,博览五经,喜老庄之说,后遇左慈得受《黄帝九鼎神丹经》《太清丹经》《金液丹经》《三元真一妙经》等。道书中有关于葛玄辟谷等种种传说,道教灵宝派阁皂宗奉葛玄为祖师,写下《葛氏杂方》《广陵吴普杂方》《神仙服食经》等医书传授医学知识和中药炮制法。郑隐为葛玄之徒,葛洪为郑隐之徒,形成道教史上"葛仙派"一脉,对道教的传承与发展起到了重大而深远的影响。葛洪,字稚川,自号抱朴子,丹阳郡句容(今江苏句容)人,是葛玄的玄孙,约16岁时拜郑隐为师,性格内向,不善交游,《太平御览》载其"幼览众书,近得万卷,自号抱朴子。善养性之术"。葛洪作为魏晋神仙道教开宗立派的人物,在儒、释、道三教中都产生了一定影响。其撰著甚多,涉及中国文化的诸多层面,被称为"博文深洽,江左绝伦",《晋书》卷七十二《葛洪传》说:"其余所著碑诔诗赋百卷,移檄章表三十卷,神仙、良吏、隐逸、集异等传各十卷,又抄《五经》《史》《汉》、百家之言、方技杂事三百一十卷,《金匮药方》一百卷,《肘后备急方》四卷。洪博闻深洽,江左绝伦。著述篇章富于班马。又精辩玄赜,析理入微。"葛洪在医学上的著作主要有《肘后备急方》《金匮药方》等著作。临证擅长针灸治疗,突出治病方法的简便廉验,如《肘后备急方》内容包括各科医学,所列述 72 种病症中,有近一半采用了艾灸治疗,列举的灸方有 99 条,其中有世界上最早治天花等病的记载。我国药学家屠呦呦先生也深受葛洪《肘后备急方》中"治疟方……青蒿一握。以水二升渍,绞取汁。尽服之"的启迪,创制出青蒿素和双氢青蒿素等高效抗疟新药,拯救了数百万人的生命,为人类健康事业做出了杰出的贡献,由此荣获 2015 年诺贝尔生理学或医学奖。郑隐、葛洪都曾在南城麻姑山修行,麻姑山现仍存留"葛洪丹井""葛洪炼丹室""葛仙祠""洗药池"等活动遗迹。自此以后,道医一直作为一种主要的医学学派在南城繁衍发展。

南北朝时期邓思瓘、邓延康,唐代李元基等道教医家都曾在麻姑山修行,行医、炼丹、制药。道教的炼丹技术极大地推动了药学的发展,尤其是丰富了药物的制备方法与剂型。葛洪所著《肘后备急方》便记载了除了汤剂以外的多种药物剂型,如膏方、粉剂、蜡丸、浓缩丸、锭丸等。此外,《肘后备急方》还做了类似于药物炮制规范的尝试,如"㕮咀者,皆细切之。凡云汤煮,取三升,分三服,皆绞去滓而后酌量也。字方中用鸟兽屎作矢字,尿作溺字,牡鼠亦作雄字,乾作干字。凡云钱匕者,以大钱上全抄之;若云半钱,则是一钱抄取一边尔;并用五铢钱也,方寸匕,即用方一寸抄之可也;刀圭准如两大豆。炮、熬、炙、洗治诸药,凡用半夏,皆汤洗五六度,去滑;附子、乌头,炮,去皮,有生用者,随方言之;矾石熬令汁尽;椒皆出汗;麦门冬皆去心;丸散用胶皆炙;巴豆皆去心皮,熬,有生用者,随而言之;杏人去尖皮,熬,生用者言之;葶苈皆熬;皂荚去皮子;藜芦、枳壳、甘草皆炙;大枣、栀子擘破;巴豆、桃杏仁之类,皆别研捣如膏,乃和之;诸角皆屑之;麻黄皆去节;凡汤中用芒硝、阿胶、饴糖,皆绞去滓,纳汤中,更微煮令消;红雪、朴硝等,皆状此而入药也;用麻黄即去节,先煮三五沸,掠去沫后,乃入余药"。道医们"援道入医"的炼丹、制药活动开创了建昌药业的先河。

三、南城医学发展时期——宋至元代

宋代政治开明,儒学复兴,许多儒家学者仕途不顺转而选择学习医学,治病救人。"儒医"这个词也就应运而生。南宋江西饶州文学家洪迈在《夷坚甲志》中首先提出了对"儒医"的赞谓。儒家学者学识丰富,领悟力强,他们涌入医学,极大提高了医学的水平,正所谓"唯有大儒,方有大医"。宋代以后,盱江流域崇儒尚医之风沛然,据统计,宋元时期曾出现了60余位医术精湛的儒医,学养深厚,著书蔚然,学说纷呈,撰有医籍50余种,济世活人,医名远扬,构成了蔚为壮观的儒医群体。

《建昌府志》中记载"(南城人)好古务学,崇礼尚贤,科名辈出,蜚声仕籍……民清慧而文儒术为盛"。南城人"文儒术为盛"的风俗为南城诞生较高水平的儒医奠定了坚实的基础。宋至元代南城医学大家黎民寿、严寿逸等均是著名的儒医。

黎民寿,字景人,号水月。初习举子业,然而未能得志科第,慨然叹曰:"既未能得志科第以光世,则医亦济人也,与仕而济人者同。"故弃儒学医。黎氏"沈敏而思精密,学有师传,意兼自得。悟法之精,蓄方之富,试之辄效。信者弥众,争造其门。或就或请,日夜不得休。其全活迄续之滋多,而影响神应之可验,几有姚僧坦之遗风矣"。南宋《原医图》载其有医著四种:《玉函经(注)》《简要方》《断病提纲》《决脉精要》,通称"医家四书"。朝鲜医书《医方类聚》"引用诸书"中也载有黎民寿的《玉函经(注)》《黎居士简易方论》《决脉精要》《断病提纲》四书,可见黎氏医书在宋末至明初颇为有名,以至播扬朝鲜。黎民寿在临床上通晓诸科,擅治耳鼻咽喉口齿病症,其所撰《黎居士简易方论》内容广博,论治耳鼻咽喉口齿病症辨证严谨,设方论,重治法,分类呈现耳鼻喉科常用验药、良方,擅以塞耳、搐鼻、点喉、灌喉、拭口、揩牙等众多外治法为先导,结合汤剂内服以通利清窍,形成颇具特色的学术思想和临证风格。仔细分析《黎居士简易方论》一书,就会发现该书作者对药物炮制十分重视,其中收录了很多独具特色的药物炮制方法:"治疗妇人产前、产后,眼见黑花,或即发狂,如见鬼状"的交感地黄丸中,生地黄的炮制方法为"洗净,研,布滤自然汁,留滓。又研,先姜汁留滓。先以姜汁炒地黄滓,次以地黄汁炒生姜滓,至燥可末却止";治疗一切产后,一切血疾,催死恶证的黑龙丹中高良姜的炮制方法为"净锉,入合内,用赤石脂泥固缝,又用纸筋泥固济,炭火十斤,煅通红,候冷,开取,如黑槽色,研";金液丹中硫黄的炮制方法"先飞,捡去砂石,研为细末,用瓷盒盛,以水和赤石脂封口,盐泥固济,曝干,地内先埋一小罐子,盛水令满,却安盒子在上,再用泥固济,干以慢火养七日七夜,候足,加顶火一通煅,候火尽灰冷却,取出,研为末"。这些炮制方法应是当时建昌帮药物炮制经验的总结,能看出道教炼丹术的影响,同时也可以看出当时南城医学与地方特色药物炮制方法的相互融合。此外,黎民寿"阐论脉理,周详精深""重视胃气,堪比《内》《难》",在其所著《玉函经(注)》中首次提出了"脉神"的概念。胃气为脉之本,亦为脉神之本质,缓脉是脉神的外部形势,和缓有力是脉神的基本特征,而脉神的脏象基础则在于脾土之脏的功能体现。经后世对于脉神概念不断的传扬,特别是李杲、滑寿等医家的诠释,其内涵更为清晰,意义更为明确,明清以来张景岳等诸多医家的讨论与阐扬,对于脉神或脉有胃气的理解渐趋一致,在一定程度上促进了脉学理论的建设与完善。

严寿逸亦是先儒后医。严寿逸,字仁安,少入医学习内经,及长,以能医名于乡里,得选为江西南丰州医学正,后历官江西吉安路医学教授、临江路(治今江西樟树市)医学教授、天临路(治今湖南长沙市)医学教授,为人刚直不阿,善为诗,著有《拟陶集》,医学著作《医学启蒙》《仲景论评》《医说》等,治病多有奇效。吴澄以严寿逸为例赞叹盱江医家之精妙医术:"盱江名医黎民寿,著论《辑方》,至今盛行于世,医学教授严寿逸,亦盱江人,用药去疾,随试辄效,何盱江独多工巧医欤?"

元泰定年间,建昌太守萨谦斋在任期间收集前人应用记有实效及当时医者、病家试用屡效的单方、验方编撰而成的《瑞竹堂经验方》,原书虽佚,但在《本草纲目》《普济方》《医方类聚》等著作中有所引用,我们从这些存世的医书中窥见原书内容。《瑞竹堂经验方》对临床治疗的用方用药和药物加工制备叙述得较为完善,收载方药有内服汤剂,又有丸、散、膏、丹、敷贴剂、洗发剂、洗眼剂、热熨剂等多种剂型;有炒、炮、煅、炙、水飞等药材加工方法;还记载了各药严格的制备要求。从内容可以看出,元代建昌人对药物的炮制和剂型的认识已经达到很高的水平。药物的精细加工炮制与剂型要求都是临床应用的一种反映,说明了南城医生丰富的临床治疗手段与用药经验。

四、南城医学繁荣时期——明清时期

明清时期,由于朱元璋定都南京,我国政治文化中心南移,旴江流域经济与文化的发展,促进了南城医学发展,南城医学迎来了发展历史上最为繁荣昌盛的时期。该时期南城医学空前发展,名医辈出、药物资源丰富、药物炮制技术独树一帜。

(一) 儒医、道医推动医学发展

明清两代,南城儒医、道医仍占有很大的比例,极大推动了南城医学的繁荣发展。清代南城儒医很大程度上都受到我国清初三大名医之一喻嘉言的影响,喻嘉言亦为儒医,江西南昌人,其学验俱丰,敢于创新,晚年潜心著述、开堂讲授医学,著有《医门法律》《寓意草》《尚论篇》,在我国医学史上有重要的影响。

在南城儒医中,鼎鼎大名的要数"江西十大名医"之一的谢星焕。谢星焕,别字映庐,生年不详,卒于咸丰七年(1857年),世医家庭出身,少年时研习儒书,欲应科举,因家计贫寒,遂绝意应举,弃儒而潜心医学,继承先业,在当地行医四十余年,活人无算,声誉卓著。曾将其平日的临床治验辑成一部医案,名曰《得心集》,盖取"得之于心,应之于手"之意,1962年上海科学技术出版社出版单行本,改名为《谢映庐医案》。该书计六卷十二万余字,分为伤寒、中风、头痛、虚寒、内伤、痰证、痛厥、便闭、疮闭、吐泻、风火、痰饮、疟症、肿胀、冲逆、诸痛、淋浊、杂症、产后、痉厥、霍乱共21门,记载治验250余例,并附述答问,所载医案大多数是经过他医误治或久治不愈的疑难病症,也载有急性发作的危重病症。案中议病议药,剖析入微,旁征博引,旁通曲喻,读之令人融会贯通,增长见识。徐灵胎曾说:"凡述医案,必择大症及疑症,人所不能治者数则,以立法度,以启心思,为后学之所法。今载百余方,重复者八九,此非医案,乃逐日之总簿耳。"谢星焕私淑清代名医喻嘉言,称之为乡先辈,他的医学理论与临床实践深受喻嘉言的影响,主张"先议病,后用药",治疗阴虚风动的头昏头痛,往往参用喻嘉言"畜鱼置介"之法;治肝风撮指,亦仿喻嘉言"丹田有热,胸中有寒之例";他的医案、述治、答问等写作体例,也有喻嘉言《寓意草》的遗风。虽然谢星焕在南城老家开设药店,利用南城道地药材的优势又在金溪开设赞育堂和泰山堂,前店后堂后坊,坐堂看病、售药、制药,业务兴盛延续 6 代之久,但较为可惜的是,我们很难从《谢映庐医案》一书中看到其特殊的药物炮制方法,这也许是该书更偏重于医理分析的原因。

另一位南城著名的儒医是曾鼎。曾鼎,字亦峦,号香田,江西南城县人,清乾嘉间人,享年八十有余。同治《南城县志》载:"曾鼎,字亦峦,号香田。工医,着名京邑。王公争礼之。鼎幼习举艺,后以家贫理父业。旅豫章城之白马庙,庙故为喻嘉言禅棲所。鼎学宗嘉言,专精脉理。初时有客来庙者,则试诊之,尝曰:必熟平脉,乃识病脉也。如是者八载,后始疗,多奇验,誉日起。游京都,名益震焉。性阔达慷慨,脱略势力。贫子寠人,不计筹谢,反饮助之;权贵者少不加礼,不应聘。酒酣时,纵说古今得失,洞中肯綮。晚岁仍寓居豫章,卒年八十有奇。著有《痘疹会通》《医学入门》《妇科幼科宗旨》行世。"曾氏现存著作共有四部,即《痘疹会通》《妇科指归》《幼科指归》《医宗备要》。曾鼎临床的学术思想也受到喻嘉言的影响。其专精脉理,重视脉诊,其书《医宗备要》阐述中医脉学理论及诊脉要领,详述伤寒五法,对《四言举要》脉证并脉理分析之透彻,对"发、解、和、攻、救"五种治则论述之详细,实非俗辈所能及。擅长治疗儿科和妇科疾病,其书《妇科指归》以《黄帝内经》为宗,强调以阴阳为纲,治病不离阴阳二理;以女子月经病和妇产诸疾为重点,融理法方药为一炉,尊崇朱丹溪,重视生化汤的妙用,科学分析生化汤的原理,并结合具体病症进行精细加减。《幼科指归》汇聚了其一生对幼儿的行医经验,卷上阐述了小儿下地慎重看养之法、小儿初生逐次蒸变转运十二经络法、小儿变蒸论治、观面部辨色主证及三指脉法等内容,卷下论述急慢惊证辨治、发搐证、癫痫证、幼科用药之宜等内容。该书在儿科理论上不离前人轨迹,而在具体养护、诊断、治疗等方面的论述体现了其独到的见解。此外,清代儒医邹岳,号东山,邑诸生。精内、外科,宗张仲景,辨虚实证极确,游苏门。著《医医说》,为时推服。

明清时期仍有道医活动的足迹。如明代道医邓玄玄、永福主持马融寺等。清代道医余绍宁,年二十遍访名师,得异授。尝制万应丸,施救全活甚重。著书二十卷,曰《元宗司命》。其论伤寒、针灸诸方无不精备。有著《道书全集》《金丹秘旨》《天时运气》诸书及门二十余人。子景汤、景立皆能世其传(《新城志》)。

（二）喉科异军突起

明清时期，盱江地区喉科发展特色显著，这与盱江流域是江南地区地方戏曲兴盛之地有关。抚州是我国著名的"戏剧之乡"，南丰"傩舞"、广昌"盱河戏"、宜黄"宜黄腔"都有典型的地方特色，受到当地人民青睐。由于戏曲的传唱很容易损伤咽喉而引发各种咽喉嗓音病症，所以盱江医家在行医过程中逐渐摸索总结出许多独具特色的诊疗方法和经验，形成了具有独特诊疗特点的喉科流派和医门。南城喉科的发展也受到了这一影响，其中医家王文谟、吴文炳在南城喉科医生中具有一定的代表性。

王文谟，字继周，生卒年代不详，大约生活于明代万历时期，江西盱江流域南城人，明代著名走方医家。王氏世医出身，精于临床，通晓诸科，私淑盱江喉科名医范叔清、危亦林，撰有"家藏喉风方"专治 18 种喉风，是盱江喉科流派的代表人物。王氏根据祖父王杏林、父亲王云泉及自己收藏的验之有效的医方医术，并广搜民间走方医之验方及奇术，辑成《济世碎金方》（1594 年刊行）。该书在中国失传已久，直至近年根据日本尚存明代刻本复制回归国内。书中载方千余首，绝大多数是经验简便的小方奇术，切合临床，反映了明代盱江流域东南部一带（南城、南丰、黎川等地）的民间特色医术，是我国存世最早、罕见而富有特色的民间走方医方书，早于清代赵学敏的走方医方书《串雅》166 年，也为考察古代走方医发展史提供了重要的宝贵史料，弥足珍贵。书中涉及诸多治疗喉风、喉痹、喉瘤、乳蛾、鲠喉的验方奇术，简便实用。其辨治喉病，内外并用、标本兼治，以吊痰宽喉治喉风、消肿开痹治喉痹、消肿开关治乳蛾、利窍开音治喉瘤、解毒消散治鲠喉，急则针刀刺营放血和吹药治其标，缓则汤药内服治其本，既注意祛邪，又兼顾护正气，方中多配有顾护胃气之品，临床风格独特，体现了盱江喉科流派的鲜明特色。

吴文炳，字邵轩，号光甫，生卒年月不详。吴文炳自幼参阅《黄帝内经》《伤寒论》等古典医著的内容，精通内科、外科、妇科、儿科及五官科，尤其擅长治疗五官科疾病。其所撰医书《医家赤帜益辨全书》，是他对耳鼻喉科疾病治疗经验的总结，从书中可以看出吴文炳辨治喉痹，多从火热、痰热、风热、虚热着手。针对热邪闭阻喉腔导致的喉痹，吴文炳擅长用苦寒药物直折亢盛之火。吴文炳治疗喉痹亦注重通过敷贴法、噙化法、吹药法、喉针等法,直接作用于咽喉局部,有起效快、操作方便简单等优点。南城医家多擅长治疗咽喉疾病,均有其独到的治疗方法,疗效显著,如严式祖、严绳祖、张如鳌、张尘生、封九余等,且有丰富著述,如张尘生撰有《论喉科三十六种》、封九余撰有《喉科临证手札》等,在此不一一赘述。

(三)印刷术带动医学传播

明清两代南城医学的发展与抚州金溪县文风鼎盛、雕版印刷术发达有着密切的关系。金溪县浒湾镇,明清时曾是全国雕版印刷业中心之一,有60余家印书堂号,其中善成堂、旧学山房、大文堂、渔古山房、三让堂、二仪堂等皆以刊刻医籍为主。凡在金溪浒湾刊刻的经、史、子、集各类书目称为"江西版"。金溪印书业的发展,促进了当地及周边地区医家的著书立说,如金溪刊印医书中就有谢星焕医籍6种,这为南城医家留存了学术思想与学术经验,并进而推广传播、扩大影响,促进南城医学的发展提供了基础。

(四)药学发展促进医学进步

医学的发展离不开药学的促进与推动。南城"土地衍沃",药物资源丰富。清代吴其濬《植物名实图考》中收载药物1714种,其中原产于建昌的有62种。

明万历四十六年《建昌县志》记载南城药物有45种:土茯苓、何首乌、穿山甲、香附子、地榆、白扁豆、白丁香、蛇床子、羊蹄根、乌药、地骨皮、苍耳子、山杷子、益母草、豨莶草、麦冬、蓖麻子、皂荚、茱萸、木瓜、当归、黄精、芫花、石菖蒲、车前子、香薷、荆芥、薄荷、紫苏、决明、白及、枸杞子、萆薢、木香、半夏、瓜蒌、白芷、枳壳、苍术、蝉蜕、茴香、独活、山楂、地黄、山药。

清康熙十二年《建昌府志》记载南城药物有19种:香薷、石菖蒲、麦冬、瓜蒌、皂角、紫苏、泽兰、车前子、益母草、半夏、淡竹叶、桑白皮、生地黄、香附子、土白芷、茴香、五加皮、枳壳、枳实。

清乾隆二十四年《建昌府志》记载南城药物有56种:黄精、益母草、何首乌、地黄、牛膝、夏枯草、金樱子、车前子、女贞子、苍耳子、麦冬、芍药、艾、骨碎补、泽泻、乌桐子、半夏、天南星、芡实、茱萸、石菖蒲、香附、山楂、葛根、地肤子、五加皮、土茯苓、豨莶草、蓖麻子、乌药、黄连、金银花、淡竹叶、木通、蔓荆子、蒲公英、墨旱莲、栝楼、旋覆花、马兜铃、刘寄奴、络石藤、狗脊、贯众、牵牛、射干、决明、蛇床子、木贼、皂荚、钩藤、枸杞子、桑寄生、柏子仁、桃仁、花椒。

清道光元年《建昌县志》记载南城药物有 31 种：天南星、半夏、麦冬、香附子、车前子、马鞭草、黄药子、栀子、枸杞子、枳壳、苍术、紫草、香薷、艾、海金沙、茴香、谷精草、夏枯草、益母草、五加皮、金银花、山楂、金樱子、紫苏、菖蒲、薄荷、茵陈、蓖麻、何首乌、蒲公英、黄精。

南城除了药物资源较为丰富外，对于药物的加工炮制也十分考究，形成了自成体系的加工炮制技术，为全国中药炮制的主要流派，民间更有"药不过樟树不灵，药不过建昌不行"的赞誉。丰富的药物资源，别具一格的药物炮制技术，加之南城地处赣闽交通要道，交通便利的地域条件，大致在宋元时期，南城形成了以传统中药饮片加工和集散经营的药帮——"建昌帮"。建昌帮为临床医学提供了丰富和优质的药材，为临床疗效提供了必要的保证，医家对药物的应用实践也促进了建昌帮药材炮制方法的改良和推广。

（五）王府重视医学

明清两代南城医学的繁荣景象与王府重视医学也密不可分。明代的建昌府（今南城），有两位王侯封藩于此，一是荆王朱瞻堈，为明仁宗第六子；一是益端王朱祐槟，为明宪宗第四子。王府十分重视医药，如益端王朱祐槟大力开办医校培养合格的医生，设立医院（"良医所"）接诊病人，聘任名医（良医正）为民治病，聘任"医学教授"传授医药知识和管理医药，设立"药署"规范药物炮制、精制丸散、管理及征收药材，刊印医药书籍，极大地促进了当地医药人才的培养、学问的交流以及学术的传承。

此外，值得一提的是明代南城名医张三锡。张三锡，字叔承，号嗣泉。世医出身，行医三十年，博采群书，有感于历代医书"第纯驳不同，繁则嫌其泛杂，简又失之缺略，且义例乖违，篇章纰缪，遵行不易，披会亦难"，遂"博采群书，各萃其要"著成《医学六要》十九卷。张氏认为医学要旨有 6 方面，即诊法、经络、病机、药性、治法、运气，因此其所著《医学六要》亦即包括《四诊法》《经络考》《病机部》《治法汇》《本草选》《运气略》6 大篇章，名医王肯堂曾校订此书,给予了高度评价。张氏医名影响甚大,王肯堂称赞之,并称张三锡为"医圣"。

五、南城医学没落——民国时期

民国时期,由于西学东渐、政府废止中医,加之国民党军队对苏区军事封锁及日军侵略战争,国势日渐式微,南城医学开始走向衰落,发展停滞。

民国初期,随着西方医药的传入与传播,西医诊疗及西药应用日益广泛,西医诊所及西药店日趋增多,南城的中药店不得已也兼营西药。1914年,北洋军阀袁世凯政府提出"废止中医,不用中药",江西警察厅颁布取缔中医章程32条。1929年,国民政府第一次中央卫生委员会通过了"废止旧医以扫除医事卫生之障碍案",推崇西医西药,排斥中医,南城中医药事业遭到沉重打击。

1927—1937年第二次国内革命战争时期,国民党军队封锁苏区,致使南城药帮药源枯竭,销售受阻,药市萧条。民国政府在盱江各地设局坐镇,以药材、夏布为主要对象,征收所谓特种药品产销"清匪善后捐",规定药材精者按值征百分之十,粗者按值征百分之五,致使省外药商避开南城转到湖南湘潭、湖北汉口集散药材,以此对抗征捐,南城药源因此而更为匮乏,许多行号因资金周转不灵而纷纷倒闭,药业的崩溃也导致了医业衰退。

1931年9月18日日军开始入侵中国,1938年1月2日至1939年3月15日,日军共轰炸南昌49次。1941年3月3日,日军开始轰炸南城,1942年6月南城沦陷。日军的侵入与轰炸,致使南城医药资源摧毁殆尽,诊所和药店被炸毁,医药人员背井离乡,经营数个朝代或数辈的药店、医馆消失了,从此南城医药也同盱江流域的其他城市医药业一样一蹶不振。

六、南城医学发展相对缓慢的原因

南城县是抚州最早建置的一个城市,从宋代以后直至明清期间作为建昌军、建昌府、建昌路的首府,历史源远流长,城市地位较为重要。但南城医学发展在整个盱江流域中相对缓慢,其原因与南城风俗有一定关系。历史上南城人相信巫术,轻视医学。在治疗疾病时"先鬼后医""效则巫之功,不效则医之罪。故巫常胜,医常负""甚者医亦信巫""疾病信鬼,丧用浮屠"。在南城的民俗中有"五月五日以葛、艾、菖蒲、雄黄酒云辟百邪。小儿以雄黄涂其面、以五彩丝系其腰,谓之长命缕。午贴门符,小儿挂香囊,佩朱符,缚艾"等相关记载。

历史上医学的发展、大医的诞生往往与大疫流行有关,比如东汉末年疫病流行,医圣张仲景写下了《伤寒杂病论》流芳百世;明清瘟疫流行,又有吴又可、叶天士等名医出现。而南城气候适宜,土壤肥沃,灾荒、大疫甚少,"土衍沃,飞蝗不至,故岁长顺成,而凶饥之灾少",遍查南城相关方志,历史上南城境内只出现二次疫情流行情况,一次在"明年春(熙宁九年,1076年),大疫为病",另一次在"景祐元年冬,里中大疫"。因此,没有驱动医学发展的原动力,南城医学创新、医学理论发展相对缓慢,著名医家也并不多。

第二节　南城药业发展历史

一、南城药业概况

南城县是古时"建昌"的治所在地,地处赣闽交通要道,盱江和黎滩河是建昌的天然屏障,依城而过,汇合于府城东北二公里处,而后入抚河下长江,使建昌与外界贯通,交通便利。《建昌府志》称建昌"林奇谷秀水绕川环,控御七闽牵制百粤,据五岭之咽喉,控三吴之襟带""上有苏杭,下有建昌""市肆繁密,邑屋华好""岁常丰饶,民皆礼让"。南城药业以"建昌"为名,起源于晋唐,兴于宋元,盛于明清。南城药业发展源于道教人士在麻姑山采药炼丹,寻求健康长寿之术;正式成形依托于建昌军药局,官办药局精益求精的制药精神成为建昌帮药业的核心内涵;其兴盛与明清时期商帮文化崛起密不可分,赣闽交界区位优势,让南城药业繁荣异常;随着中西文明冲突和战争,建昌帮发展的根基受到严重破坏,中华人民共和国成立之前几乎消失;中华人民共和国成立后,建昌帮药业发展的基础逐步恢复,一批以建昌帮特色饮片为主业的企业逐步成长。

南城县独特的区位优势使其成为连接赣闽的咽喉要地,商业氛围浓郁,商业活动为建昌帮诞生奠定了经济基础。自古以来,盱江流域医学和药业均较发达,浓厚的商业氛围促进了医学和药业的传播,使得建昌帮享誉天下。位于盱江上游的南城建昌药业源远流长,自东汉末期道家张道陵、葛玄在樟树阁皂山采药炼丹,距今已有1800多年的历史(附录1,附录2)。

在明清时期,商帮已经成为具有一定社会影响力的商业组织,在促进全国乃至世界货物流通、行业秩序管理、行业道德规范等方面起到了积极作用,商帮的组织方式与功能形态已经趋于成熟。当时,全国各地商帮林立,从事中药材经营的商帮不在少数,根据中药材的产地分为"十三帮"。建昌帮与樟帮合称为江西帮,是全国十三大药帮之一,以传统中药饮片加工和集散经营而声名远扬,炮制加工技术自成体系,自具特色,为全国中药炮制的主要流派之一。自明、清两代至民国,南城商业一向以药材为大宗,其经营范围之大,流通地区之广,非其他各行业之所能及,民间对其有"药不过建昌不行"之赞誉。

二、药业的兴起

建昌药业的起源得益于东晋时期医药学家葛洪和唐代一些道教人士在南城的医药活动,如东晋葛洪,唐代邓紫阳、邓延康等。葛洪是我国历史上的大医药学家,是中药化学制药的创始人,为我国中医药事业的发展做出了很大贡献。诸多古籍记载了葛洪在南城采药、炼丹制药的经历,因此建昌药业的起源至少可追溯到晋朝。《道光南城县志》载曰:"葛洪,字稚川,丹阳句容人也,自号抱朴子。究览典籍,尤好神仙道养之法。洪见天下已乱,避地南城麻姑山。有葛仙丹并相传,洪于此炼丹故名。"《麻姑山仙坛记》为唐代抚州刺史(南城属抚州管辖)颜真卿多次登麻姑山后写下的文章,被誉为"天下第一楷书",其中引用了葛洪《神仙传》中"麻姑者,葛稚川神仙传云",现有碑刻。葛洪的《肘后备急方》记述了铅硬膏、干浸膏、蜡丸、浓缩丸、锭丸等多种中药剂型,以及沙虱病、天花、狂犬病的治疗,青蒿治疟,大豆汁、甘草、生姜可解乌头、半夏、芫花之毒也是首见。《正德建昌府志》《道教大辞典》还记载了唐代东南道教主邓紫阳、邓延康以及其他多位南城道士在南城炼丹制药的事迹,对建昌药业的发展有一定的推动作用。

唐宋时期,我国整个社会的医药事业发展迅速,人们对药物的应用、药物真假优劣的判别、中药材的加工炮制已有较深的研究和较高的要求,从《新修本草》等本草著作的编撰刊印可见。北宋太平兴国三年(978年),南城称建昌军,颇为繁华,市肆药业兴起,作为政治改革家王安石家乡临川(现为抚州市临川区)的近邻,积极推行其"市易法"。官府上下设立"建昌军药局",推行《太平惠民和剂局方》中的丸、散、膏、丹,提倡成方规范化和药材标准化,如"萃良药,唯真是求,不计其值",讲究药材纯真道地。宋代袁燮《建昌军药局记》记载了当时建昌的药业状况,如"若古先民,念斯民受病之苦也,非药不去。而药之为性,有温有热,有寒有平,其品不一,于是乎名之曰君、曰臣、曰使、曰佐,而为制之方,精切微密,毫发不差,随其病而施之。而罔市利者,辄欲以琐琐私意而增损剂量之可乎?……捐钱三百万,划两区,萃良药,惟真是求,不计其值。善士施之,一遵方书,不参己意,具而后为,阙一则止。愈疾之效立见,人竞趋之,而不取盈焉。若夫较计纤悉,急于牟利,药不及精,与市肆所鬻无别"。军药局控制医药市场,"重抑药价""不规利意",药物"唯真是求",依法炮制,收到了"愈疾之效立见,人竞趋之"的效果,打击了私自增损剂量,以假冒真和"药不及真""急于牟利"的市利者,初步建立了建昌药业的职业道德标准。这说明宋代建昌人对药物的认识和实践已有较大进步,讲求药物质量和药效精良,按需改变药性制备药物以及有目的性地使用药物来适应临床治疗的需要,同时已有追求良药,反对药不及精、增损剂量、牟求私利的做法。宋代药局的设立也反映建昌官府对药业的重视态度,通过设立建昌军药局,规范医药市场,开启了遵守炮制质量和药业信誉规范化发展的先河,为南城医药繁荣和经济发展做出了巨大贡献。因此,从宋代起,讲求药物质量和药业信誉的可靠便已成为建昌药业发展的方向。

元至元十四年(公元 1277 年),南城改称建昌路。盱江(建昌江)名医迭出,盱江医学体系形成,建昌药业随之发展。著名的医药方书《瑞竹堂经验方》记载了元代建昌药业的用药、制药状况。《瑞竹堂经验方》是元泰定年间建昌太守萨谦斋(《四库全书》称沙图穆苏)收集整理前人应用记有实效及当时医者、病家试用有效的单方、验方编撰而成,对临床治疗的用药用方和药物加工制备叙述较为完善实用,是元代建昌人对前人用药经验的总结,反映了元代建昌药业的用药、制药的状况,为我国古代医药学史上一部有较高价值的著作,对后代建昌医药的传播有深远的影响。这本书收载的方药有内服汤剂,又有丸、散、膏、丹、敷贴剂及洗发剂、洗眼剂、热熨剂等多种剂型;有炒、炮、煨、煅、炙、水飞等药材加工炮制方法,各药的制备要求也非常严格,如当归去芦,麻黄去节,桂枝去皮,妇科用香附去毛,地黄去芦、挑肥壮者酒浸炼干、仔细炮制反复九次透黑为度,草乌盐炒香熟,米泔水浸苍术一宿焙干等。原书虽佚,但在《本草纲目》《普济方》《四库全书》《医方类聚》等著作中都有引载,在日本、韩国有多种刊本。从《瑞竹堂经验方》的内容可见元代建昌人对药物的认识和应用已达很高水平,人们不仅能够制备出各种药物剂型,并且对每一味药的加工炮制和应用都非常细致规范。元代,建昌还奉诏建了"三皇宫",后又加祀十大"药王"。此后"药王庙"每年举行"庙会",本地和外地药业的人们汇集于此进行药材交易,这种民俗一直延续至抗日战争前夕。由此可见,至元代,建昌人对药物的临床应用已有了较为深刻的认识,在药物的制备上已显示出一定的优势。随着盱江医学的不断发展,建昌药业在同行中已经处于较领先的地位。

三、药业的兴盛

明代,建昌成了益王藩封之地,一府辖五县,有"上有苏杭,下有建昌"之美称。益王为延年益寿,笼络人心,"习寻岐黄,博究玄妙,广罗方士",府内设"医学",授医学教授,建"良医所",聘"益府良医",立"惠民和剂局",精制丸散。境内名医方士出类拔萃,药材加工炮制精良,交易趋兴旺。益端王"辨医方,梓《玉机微义》。精制丸散,每给赐以活人。御官守严但有恩,待郡君而不扰""医寻岐黄,博究元妙"。建昌名医誉天下,赵瑄,南城人,官至太医院太医;程式,益府良医正,诊治无不神应,并著有《程氏医彀》;余绍宁,著《金丹秘旨》。建昌药业与外地的药材贸易也较繁荣,正德《建昌府志》地产中便记载有地黄、川芎、葛根、香薷、车前、半夏、槐实、益母草、桑白皮、香附、白芷、赤芍、白芍、山药、五加皮、枳壳(实)、栀子、冬青、夹竹桃、百合、茵陈等几十种中药材。通过这些历史记载可见建昌药业蒸蒸日上,发展迅速。

清乾隆时期,江南商帮大兴,南城人民"通慧而善贾""人尽商""乐为远游",直接或间接从事药业的人众多,人称"南城只只大屋有吃药饭的人",药帮成了商帮中的大户头,药商被尊为"红顶商人",青年药工相亲,也享有"吃药饭的郎可以不看相"的厚遇。延(南平)、邵(邵武)、建(建宁)、汀(汀洲)及赣南、赣东北诸府四十余州县的药商经河道山川径抵建昌购销药材。当时,"建昌商人赴福建延邵一带经营者最众,赴汉口者亦不少,最多者资金百万"。其中尤以药业称著。每年农历四月二十八日(药王孙思邈生日)为药王庙会,省内外药商云集,药王庙内的艄公会馆人来人往,同业间接风洗尘,点戏请酒,洽谈业务,盱江码头上,船船是药,路上满是挑车运送药材的,常常百余人一队,热闹非凡。道光年间,江浙沿河"有卖渡排帮等名目",建昌药业即以严格的行会约束,精湛的炮制工艺,雄厚的药业资本,天然的山区资源,薄利多销的经营方式,基本垄断南城、南丰、黎川、资溪、广昌、宜黄、安福、宁都、瑞金、石城、于都、会昌、兴国、建宁、泰宁、光泽、邵武、松溪、浦城、崇安(现为武夷山市崇安街道)、建阳、建瓯、顺昌、永安、尤溪、沙县、将乐、南平、长汀、宁化、连城、清流、上杭、武平、三明、古田、上饶、玉山、弋阳、贵溪、铅山、横峰、广丰等 40 余地的中药业,达近 300 年之久,药业远涉汉口、上海、广州、湘潭、天津、重庆、昆山、常山、南昌、赣州、临川及金溪部分地带,至清代后期,建昌城区还有 40 余家中药店及 18 家 1 万~30 万银元资本的大药栈(行),药业用房有 800 多处,成年人中吃药饭的占 2/3,每个乡镇、圩场都有历代不衰的中药店,18 家大药栈(行)的牌号名称是源吉昌、德聚隆、三元信(旧址尚存)、豫发行、中孚行、中发行、长春泰、珍瑞生、义大成、长春生、隆盛福、豫源、福昌厚、立成生、柏顺栈、惠安福、怡顺生、恬茂仁。其中北街刘祝三家三兄弟就开了 4 家巨额药栈(行),群众称之为"刘半街"。

由于有利的社会背景和盱江医学的推动作用,建昌药业发展迅速,明清时期达到鼎盛,清朝时规模壮大形成一大药帮。建昌药帮传统中药炮制方法是历代从事医药业的人们不断积累丰富起来的,以中药饮片加工炮制和集散经营销售两方面特色著称。在饮片炮制方面:"工具、辅料、工艺独具本帮的传统风格,讲求形、色、气、味,毒性低,疗效高。"豚刀(建刀)、雷公刨是最具特色的加工工具,是全国有名的三种中药加工刀之一。药界过去有"见刀认帮""刀法不同,建刀更有用"的说法;另外还有枳壳榨、槟榔榉、香附铲、泽泻笼、茯苓刀、附子筛、麦芽篓等不同于其他地方的工具;辅料方面以谷糠最独特;各药店"炮制虽繁,必不得省功夫,辅料虽贵,必不得短斤两";煨附子、姜半夏、枳壳、槟榔、明山药、贺茯苓、熟地黄等是建昌的中药加工炮制特色性品种。这些炮制工具、辅料、方法、工艺在南城各中药饮片加工处至今仍保留。这些炮制特色是建昌从事药业的人们经过长期追求药材质量和药效精确才达到的成熟水平。梅开丰等所著的《建昌帮传统中药炮制法》对建昌药帮中药炮制特色和102味中药的建昌传统炮制工艺方法作了详细的叙述。

四、药业的衰落

到清末民国初年,南城县中药从业人员达千余人,坐堂及开业中医达百余人,鼎盛一时。抗日战争以前,南城的药店、药行、生熟药栈计40余家(小店除外),从业人员总计千人以上。西学东渐的背景下,西医通过多种渠道传入中国,南城县也开始逐步建立近代医疗事业,县里办有卫生院一所,设在"天花宫"内(即今之县人民法院),院长姓肖,后来迁往北门城外"万寿宫"内,换院长为王琪,医疗设备很简陋,全院医护人员不超过十人。当时还有第七行政区中心医院一所,设在"陶陶招待所"内(即今之县人民广场右侧),院长是陈善,环境、设备比县医院较好、较大。另外,天主教在天主堂创办"圣路加医院"(即今之县财政局一带),资金雄厚,医疗设备较完善,当时算是南城一流医院。私人创办的医院有"德记医院""实忱医院""福人医院"三所,医疗设备简陋不堪。在城内尚有六家西药店,资金亦颇雄厚,专门卖西药,不设私人诊所的有西街"世界"与"华美"、北街"中西",而卖西药兼设诊所的有南街"岑南西药房"与"文奇诊所"、北街"孟宪孔诊所"。文奇诊所创办人余文奇医学造诣较深,上海震旦大学毕业,称法国医学博士,精通妇产科,当时民间遇到难产到生死危急关头会请其接生,人们都说经他接生的胎儿,个个母子两全,转危为安。深受其惠的产妇家都非常感谢他,如赞颂对联曰:"文学渊源,堪称医学博士""奇诊妙术,竭尽救死扶伤"。在民国初期,建昌药业依然保持着这种兴旺的面貌。

抗日战争到来,很多交通要道被封锁,南城与外地的药材交易困难,经营规模难以扩大。1941年3月3日,日军轰炸南城,南城四街化为灰烬;1942年6月,南城沦陷,又遭受日军洗劫,日军的两次轰炸使整个南城被毁。建昌药业遭毁灭,药店资金不足,人民生活艰苦,经营了几个朝代或几辈的药店消失了或再难以维持,很多药商药工出走他乡。由于抗日战争时期日寇轰炸与烧杀,加之抗日战争后国民党对中医的轻视和摧残,到解放初期,南城县乡开业中医仅剩三十一人,中医药从业人员不及百余人。因此,从抗战时期起,建昌帮药业日益衰落,南城县中医药业出现萧条、衰败的局面。

第三节　今日建昌帮药业

今日建昌帮的发展得到了前所未有的重视,从国家、省、市、县等多个层级予以大力支持。国家层面将中医药发展作为一项重要战略部署,《中华人民共和国中医药法》于2017年7月1日正式实施,为依法支持中医药发展奠定了坚实基础。《中共中央　国务院关于促进中医药传承创新发展的意见》对中医药发展指明了"传承精华 守正创新"战略方向。江西省人民政府办公厅印发了《江西南城"建昌帮"中医药振兴发展实施方案》,提出了振兴建昌帮和盱江医学的发展目标,打造中医药文化传承与创新样板区、产业振兴发展示范区、旅游与康养融合发展区。"建昌帮"荣膺"中华老字号",被列入江西省第二批省级非物质文化遗产名录。

厚积薄发的南城人抓住国家大力发展大健康产业机遇,吹响了振兴"建昌帮"的进军号角。以此为契机,南城先后崛起了江西百神昌诺药业有限公司、江西中和医药有限公司等15家企业,可生产各类中药饮片和中成药产品600余种,建昌帮药业第一、二、三产业年实现产值超50亿元。

建昌帮代表企业同善堂积极与中国中医科学院、华智生物技术有限公司等的科研团队合作,引进知名专家44名,运用智能种植技术和基因测序技术,通过科技育种与大田实验相结合,从全国道地中药品种中筛选并繁育出质效双优且适合本地栽种的优良品种,从源头上确保优质中药材的药性药效。建昌帮药业有限公司前身是江西南城建昌帮中药饮片厂,现已建成20 000m² 规模的GMP标准现代化厂房和设施,可实现年产值达10亿元。

如今的建昌帮在政府、企业、科研机构多方的赋能下,正在从沧桑的历史中迅速发展壮大,整合现代生物种业、信息技术、智能制造等多方面的优势力量,继承传统昂首向前,发展成为江西省乃至全国的中医药靓丽品牌。

◈ 参考文献 ◈

[1] 杨卓寅.地灵人杰的"旴江医学"[J].江西中医学院学报,1988,1(1):53-55.

[2] 李昉,李穆,徐铉,等.太平御览:第1册[M].北京:中华书局,1960.

[3] 房玄龄,褚遂良,许敬宗,等.晋书:第六册[M].北京:中华书局,1974.

[4] 徐春娟,乐丽霞.旴江道医述评[J].江西中医药,2016,47(8):3-5.

[5] 葛洪.肘后备急方[M].北京:人民卫生出版社,1982.

[6] 熊宗立.新刊名方类证医书大全:医学源流[M].上海:上海科学技术出版社,1984.

[7] 黄纪彬,谢强.南宋旴江名医黎民寿耳鼻喉科辨治特色[J].江西中医药,2015,46(10):3-5.

[8] 黎民寿.黎居士简易方论[M]//曹洪欣.海外回归中医善本古籍丛书(续):第二册.北京:人民卫生出版社,2010.

[9] 叶明花,蒋力生.黎民寿脉神论及其学术影响阐要[J].中医药通报,2015,14(1):34-36.

[10] 杨卓寅.江西十大名医谱(续)[J].江西中医药,1987(3):43-44.

[11] 谢映庐.谢映庐医案[M].上海:上海科学技术出版社,1962.

[12] 李人镜.中国地方志集成:江西府县志辑[M].南京:江苏古籍出版社,1996.

[13] 陈建仁.曾鼎《妇科指归》考述[J].福建中医药,2020,51(2):57-59.

[14] 李军伟,王英,陈勇毅.《医宗备要》学术源流考[J].山东中医杂志,2015,34(7):557-558.

[15] 黄颖.《幼科指归》学术思想探析[J].中国中医基础医学杂志,2014,20(7):882-883.

[16] 何晓晖,陈明人,简晖.旴江医学研究[M].北京:中国中医药出版社,2018.

[17] 谢强,李思宏.旴江名医王文谟《济世碎金方》辨治喉病特色探析[J].江西中医药,2015,46(9):3-4.

[18] 欧家霖,邓玎玎,洪静.《医家赤帜益辨全书》辨治耳鼻喉科疾病初探 [J].中国民族民间医药,2020,29(13):69-70.

[19] 曹萍,梅开丰,褚小兰,等.江西建昌药帮的历史考证 [J].江西中医学 院学报,2002,14(2):7-10.

[20] 江西省南城县志编纂委员会.南城县志 [M].北京:新华出版社, 1991.

第三章

建昌帮的制度与结构

我国商帮的产生与早期世界航海贸易兴起、京杭大运河贯通、白银形成主流货币以及政治体制变革等有一定关联。我国商帮与乡土文化融合，形成如山西帮、徽帮等冠以地名的商帮，具有明显的地方特色。建昌帮发源于建昌，古建昌府地处福建和南昌之间，为闽赣交界的著名商帮，同时具有王府文化(明代益王)和麻姑山长寿文化底蕴。在宋代官办药局的推动下，建昌帮形成独特的炮制工艺，盛产工艺考究的中药饮片。其商业活动的主体也是中药饮片，建昌帮也成为优质中药饮片的代名词，甚至成为炮制四大流派之一。

第一节 建昌帮是著名商帮

南城医药起源可追溯到秦汉甚至更早的时期，建昌帮则与明清商帮文化的兴起密切相关。早在唐宋，我国货运领域，如盐、茶、粮领域便有了"纲"的概念，即指成批运送的货物。现代人对"纲"的理解大多数源自《水浒传》杨志丢失的"生辰纲"，"生辰纲"指成批的生日礼物。"纲"的组织形式使得松散的商业活动开始秩序化。明万历后期，政府开始推行盐业"纲运法"，盐业纲商开始与以亲缘和地缘为纽带的商业群体融合，清代前期被称为"商帮"。根据现有资料，商帮之名较早出现在福建盐运，建昌府作为闽赣的连接线，受福建盐运的影响深远，作为建昌府中药商业活动代表——建昌帮受益无穷。

与商帮类似的机构还有商行，顾名思义商行侧重品种，商帮则重地缘，有的行业也冠以帮，如盐帮、茶帮等。商行与商帮都是商业团体组织，二者无本质区别。中药材经营需维持行业秩序，形成寡头竞争的优势，因此容易形成商帮。古代中药帮常以地域命名，如江西帮、川帮等。较为著名的药帮是古祁州(今为安国市)的十三帮,包括:以东北药材为主的关东帮、以天津和北京为主的京通卫帮、以张家口和古北口等为主的口帮、以山西为主的山西帮、以陕甘宁为主的陕西帮、以四大怀药为主的怀帮、以两广为主的广帮、以云贵川鄂为主的川汉帮、以山东为主的山东帮、以安徽为主的亳州帮、以禹州为主的禹州帮、以彰德和武安为主的彰武帮、以浙八味为主的宁波帮。但也不乏以品种命名,如专营茯苓的茯苓帮、专营甘草的甘草帮等。

建昌帮是否必然从事中药,这就涉及古代行业和商帮的关系,有人称为"行中有帮,帮中有行",帮多以地理区域划分,但是兼具行业的属性。例如,建昌帮许多老字号都是以药闻名。关于建昌帮起源,《江西省医药志》记载"明末清初,建昌宋氏后裔及药商豪客,为躲避清军的洗劫,纷纷隐姓埋名逃往福建,以医药为生,代代相传,在闽入籍者不计其数,江西会馆(或建昌会馆)遍布福建。建昌城内的药业人员为适应药材交易中日益激烈的竞争,对付药材运输中的困难与强人掠夺,自然形成一个有明显地方特色的药帮——建昌帮"。清乾隆年间,建昌帮盛极一时,江南商帮大兴,每逢药王庙会,省内外药商云集,热闹非凡,此后的300年内,建昌药业基本垄断赣东与闽西的40多个州县的商帮贸易。

如《昆明商业团体组织及活动概略》中描述"外商来昆开设店铺的,有川货、京货、广货的区分。约1991年前后,店铺增加,为了彼此联络一致,便利业务,先后组成了川帮、京帮、江西帮、浙江帮、湖南帮、贵州帮、成都帮、建昌帮、安徽帮、福建帮",由此可见其经商地域之广。

雷元江等在《厚德实干,义利天下:赣商精神研究》中写道,江西商帮又称江右商帮。明清时期,江右商帮崭露头角,称雄商海,药帮、木帮、茶帮、粮帮、瓷帮、布帮、纸帮等商帮影响最大。其中药帮由樟树帮和建昌帮组成。建昌帮在江右商帮之中应属于实力较为突出的地方商帮,徐观潮在著作中称"江右商帮按地域分有地域商帮,比较有实力的地方商帮有瑞州帮、奉新帮、南昌帮、建昌帮、饶州帮和都昌帮"。

民国时期《江西财政纪要会计》的"江西各商帮概况"一节记载了江西的吉安帮、奉靖帮、赣州帮、南昌帮、临江帮(以药材为业,今天的樟树帮)、万载帮、建昌帮、广信帮、九江帮等,其中建昌帮"在省会以广货为业。外出营业,以福建为主",由此可进一步确认建昌帮作为商帮的地位。

第二节　建昌帮药业的类型

建昌帮药业类型有药栈、药行、药店三大类。药行与药栈属于具备一定规模的批发买卖，二者没有明显界限，只是经营方式略有差别；药店则是以零售为主。

一、药行

"药行"又称行帮，是服务于中药材集散、运输的一类商业机构，主要以代客买卖、收发货物为主，是各药商货物汇集的场所。《郑州市郊区医药志》一书中对药行、药栈有描述"旧社会，药行、药栈俗称行帮、棚帮，是两种业务性质基本相同的行号。多是以转手经营、投机取巧、暗码降价、从中牟利为其共同特点"。

古代运输不便，信息较为闭塞，药材的运输成本较高。药材从一地运输到另一地时往往无法立即成交，需要药行提供卸货、存储的空间。据资料记载，药行一般不收场地租赁费，货物卖出时方收取佣金，一般是收买方佣金 2%，收卖方佣金 3%，所以药行只需有称量设备和熟悉业务、能洽谈交易的伙计。《安徽省医药志》中记载"药行是指专为各地药商牵线搭桥的中介单位，药行重视信誉，经验丰富，深得买卖双方的信任。药行收取买卖双方的佣金，通常是买方五分，卖方三分"。

从今日视角来看，药行扮演的角色类似于今天的标准化仓库，为长期从事中药物流的商贩提供仓储、信息，撮合交易，乃至开展金融服务。这与现在许多标准化仓库提供的服务类似，依靠长期经验和仓储查验，促进买卖双方达成合作并赚取中间佣金。有资料提到古时药行多具备一定的资金，为买卖双方提供一些资金支持。时至今日，许多提供中药材仓储物流服务的机构，也多与金融机构合作，开展类似于仓单质押金融服务，即对已经入库的中药材进行估值后折价贷款的方式。

二、药栈

建昌帮药业以栈为主，栈多于行。栈、行以面向外地为主，店以面向本地为主。药栈整体与药行相似，业务主要集中在本地药材的收购、加工、批发，一些大药栈还囤积药材，进行低买高卖的囤积买卖。药栈属批发部，性质分生药栈与生熟药栈:生药栈专门经营生药材、原药材,一般不经营熟药(饮片);生熟药栈兼顾药材与饮片,有前店后栈,以栈为主,以饮片店为辅,老板多巨富之商,其库存药材皆为私产。药行以接待外地行商、代客购销、存货为职,资金不多,行中药材大都是过路货。旧时,江苏、浙江、福建等省行商在南城县旴江码头附近建有会馆。每年将大量白术、茯苓、浙贝、麦冬、白芍等药材运来南城,通过药行中转至各地。药店以门市售中药饮片、丸散膏丹为主,多以前店后坊(加工、炮制、制剂场所)或前店后堂(医生坐堂行医)的形式出现。

老板有独资、合资两种。独资者常是巨富之家,以自家资本独资经营。合资者是几人或几十人合股,聚集庞大资本,联合经营。不少老板本身就是庄客,为采购到上等、道地、紧俏的药材,常年在药材口岸、集散地、原药地坐庄,如汉口、上海、广州、天津、湘潭、重庆、香港、安国、营口、禹县、江油等地,通过书信或口信做买卖。在安国十三帮药交会上,建昌帮每以高价在鹿茸开盘第一天时,整批(几百或几千斤)估价买下。外地药商称"南城客,建昌帮,人参鹿茸用船装"。可见当时采购参茸之多,其他药材亦常通过当地牙人(即经纪人),预付银元,或以钱庄票证(习用汉口的汉票、上海的申票)抵押,包山订购整座药山的药材,如在北方采购上等黄芪,常要在产地等到最佳出土时令(下雪后,融雪前)才挖出来,以确保药材质量。

三、药店

"店"又被称为"水药店""某某号",指零售门市部,多按照处方抓药。《解放前的光泽中医药业》记载:"1935年前后,光泽县城有益源利、吴至德、德为源、泰和春、永盛发等20多家药店。止马、崇仁、司前、华桥等农村集镇,还有不少药店,这些药店多为江西南城人经营。"

顾胜和主编的《抚州市科学技术志》记载:清代乾隆时,建昌药帮盛极一时,至清代后期,建昌城区还有40余家中药店及18家1万~30万银元资本的大药栈。到清末民国初年,南城县中医药从业人员千余人,坐堂及开业中医达百余人,解放初期南城县乡开业中医仅剩三十一人,从业人员不足百人。到1949年6月,建昌帮重新开张的药店和药栈包括张贻生、王启勋等人经营的"义兴生",邓河汉、邓占祥、廖开园等人经营的"裕成",黄廷辉经营的"德和源",王俊经营的"大康",易祝三经营的"立成",王金龙经营的"健康",文镜清经营的"裕昌",王法良经营的"大成生",王谦滨经营的"中和祥"，王祐方经营的"长春"，毛开禧经营的"福兴隆"，李炎煌、李寿民经营的"李峰泰"以及"裕兴""三元信""永济生"等。

据《兴国县志》记载，兴国县有分散在集镇农村的中、小药店73家，内有樟树帮40家，建昌帮8家。从《闽台中医药文献选编：政协文史资料篇》关于建瓯的资料来看，建昌帮所开药店在建瓯也非常之多，关于同安堂药店(1910—1911年)记述"开业那时是闽省人士首创，也是唯一非江西南城人所开的第一间药店，此后才相继有福州人、个别本地人在瓯经营中药"。

四、典型行栈店

在南城县，中华人民共和国成立前夕较有名的几家药业为大成生、贻茂仁、豫兴行、义成生(后改名为义兴生)、裕成、立仁、义大成、三元信等。药业经营范围除本县外，主要在福建建宁、泰宁、邵武、光泽和江西铅山河口等地。

(一) 大成生药店

大成生药店有一百多年的历史，货真价实，童叟无欺，在南城有很好的口碑。《王氏宗谱》记载：王庆寿的祖父王廷富"家风勤俭，起自小康，幼习药业，注意岐黄，适至独自经营一店，名遂术扬"。大成生药店最早由王廷富所开，字号"大成生"，王法良作为传承人于1935年自立门户，其儿子与孙子在体制改革下传承家业，也开药店名"大成生"。大成生药店最早开在南街，后转移到了西街储蓄所靠东边的隔壁，中华人民共和国成立后公私合营。《1950年南城县人民政府工商科商业登记申请表》对王法良先生有这样的一段记录："自幼随父学习医药方案，1925年执行中医业务十年，1935年在东街开'大成生'药号八年，至1942年被日寇焚毁。"同年《王世家谱》还记载："南城古塘王氏是王安石弟弟王安国的一脉后裔，锦文公(南城一世)于明代成化年间(1465—1487年)从临川迁至南城北乡十都古塘里，至今十九代。"根据《古塘王氏宗谱》，廷富公的父辈、祖父辈基本与药业贸易有关，地区包含南城及福建建宁、建瓯、顺昌洋口、崇安(现武夷山市崇安街道)、长汀等地，时间跨度从清代道光年间一直到民国时期，可以称为南城医药世家。王泉章的祖父王清福在道光年间就跟着王泉章曾祖父王玉礼开始在福建崇安的赤石街做药材生意。像这样一家几代都在福建做药材生意还有许多。

（二）贻茂仁药栈

"贻茂仁"药栈商号，在清末民初影响较大。根据刘信元《简要家谱世系》记载，刘家先祖刘柏户是这个家族的发迹人，刘柏户在南城做生意，依据时间推算，大概是清代同治、光绪年间的事。其三个儿子刘紫墀、刘金墀、刘玉墀继承父业，在县城商界很有名气。刘家在北街一带产业多，在乡下也购置田产，他的三个儿子与五个孙子创造了当时县城闻名的"刘半街"佳话。因为刘紫墀、刘金墀两人去世较早，贻茂仁药栈由三弟刘玉墀掌控，刘玉墀去世后，实际家产又由刘玉墀的长子刘贻孙掌控，经营药栈。刘祝三是刘金墀的儿子，分家前参与经营堂兄弟刘贻孙掌控的贻茂仁药栈，分家后，遵三、祝三两兄弟也自立门户开药店，生意很不错，而且还把业务扩展到金溪浒湾，在那里也开设药店。遵三比祝三去世早，后来药店由刘祝三维持。刘家当年药材进货渠道很广，指派得力的人员常驻四川、湖北、广东、浙江等地采购，多由长江航运到九江，再由民船运到南城。20世纪20年代，刘荫孙在汉口经商，可能就与贻茂仁药栈的药材进货有关。

（三）豫兴行药行

"豫兴行"的前身是"豫发行"，抗日战争期间被日军烧毁，后来多人合伙开店，改名"豫兴行"。当年"豫兴行"生意做得不错，云南、贵州、四川、两广都有客商光顾，福建和抚州府以及省内的客商更是常客。"豫兴行"的药材生意主要是做批发业务，不管是云贵还是两广，货到了这里后存入仓库，然后再由"豫兴行"批发给下面的零售药栈或药店。由于靠近盱江，离码头近，药材进出搬运都很方便。

（四）义成生药店

中华人民共和国成立前，南城东、西、南、北四街都遍布药房药店，其中"义成生"以其独特的经营方式以及价廉道地的药材，赢得了广大药商的青睐，创造出了自己的品牌，成为遐迩闻名的老牌药店。

"义成生"创办于20世纪20年代末期，店址在西街（现西街储蓄所位置），首任经理张贻生。创办时只有三四人，专营药材批发。1943年，日寇入侵南城，放火烧毁药店。1944年，吴荣鳌、谭假仿、王启勋等十余人邀集合伙，共集资二十一股半，每股500元，在当时县国营照相馆隔壁重建药店，改名"义兴生"。重建后的药店除药材批发外，还兼营门市，经理吴荣鳌，店员 10 人左右。直至 1956 年"义兴生"改为南城药材公司公私合营第一门市部,王启勋任经理。

(五) 刘福谦药业转运栈

刘福谦在外县(未说明何处)药店做学徒,当伙计。后来,由药业同仁介绍到九江"日生东"转运行做店员,接触和熟悉货运转运行当。"日生东"关闭后,刘福谦和朋友一起开办转运栈,商号"合兴公",自立门户经商,娶了新丰街李寿山的女儿。恰巧当时南城的建昌帮药业市场发展不错,刘福谦的转运业务多为长江流域的药物转运,还根据南城药行的需要经常去成都采购药材。抗日战争爆发后,南昌、九江相继沦陷,刘福谦带全家回到南城,和王真瑞、周作兴、王宣廷开设"合兴隆"转运行,刘福谦任经理。这时,南城的药物转运生意主要是运往赣南、福建,外地的药材进入主要还是通过盱江运输。不久,南城又沦陷,刘福谦带着家眷逃往黎川横村,在那里待了几个月,行医为业,维持生活。南城光复后,刘福谦又回到南城,再次开办转运行,取名"通达转运商栈",地点在河东的桂花馆。这个时期的业务量大不如前,只能勉强维持家庭生活。南城县的药业市场经过日军的轰炸、洗劫,有点资本的人都远走他乡,刘福谦也离开南城去了樟树,在樟树做药材生意,直至在樟树病逝。从刘福谦药业转运栈的兴衰,可以看出南城建昌帮药业的兴衰历史。

此外,还有赞育堂等其他由南城人士依建昌帮药业而发展起来的药店。

第三节　建昌帮的分工与帮规

建昌帮药业人员等级分工明确。栈、行、店内,上有老板东家,下聘账房先生、庄客、师傅和徒弟 1 至 6 桌(每桌 8 人)。庄客人数视东家资本大小而定,师傅分柜台组和制炒组。柜台组师傅分头柜、二柜、三柜:头柜多是忠实可靠之人,全面主持柜组业务,具体负责管牌(进出药材或饮片的账目)、卖手(接洽、议价、划单);二柜负责计价、调剂;三柜为柜组帮衬,参加调剂及柜台临时小炒等。制炒组师傅分头刀、二刀、三刀:头刀技术全面,以加工特色饮片(煨附、槟榔、姜夏、玄胡、郁金等)为主;二刀主管次一等饮片的炮制,如把子药的切制,监督做货(药材分档)、拣药(去杂净选)、拆整卖零;三刀专门切草药类药材,直接参加做货、拣药等粗活,监督保管、称药、包装。杂工即学徒或普通药工,根据工龄、能力亦有头杂、二杂、三杂,负责保管,称药、包装,为老板、师傅打杂。大栈、行、店可一职数人;小店则一人数职,分工不细。

江右商帮(赣商)是历史著名的商帮之一,与山西商帮、陕西商帮、徽州商帮、宁波商帮、游龙商帮、洞庭商帮、福建商帮、广东商帮、山东商帮并称明清十大商帮。由于受江西地理环境禀赋的限制,江右商帮所经营商品有品种多、规模小的特点,难以形成豪商巨贾。对比今日之中药材市场,江西地产中药材仍有这一问题,江西道地药材虽然品种繁多,但无一药材能够桂冠全国,形成百亿级的产值。有著作将江右商帮的特点总结为"活动区域广泛,涵盖湖广、云贵川、闽浙,乃至西藏等地""资本分散,商贾多贫。绝大多数商人因贫而经商""个体经营为主,难辞外出,妻子持家,父兄外出,子弟务农"。

建昌帮作为江右商帮的一部分,遵循江右商帮的经营之道,从资料来看,江右商帮的经营规矩可以总结为"重品质""讲诚信""爱团结""重礼节""顺时机"。

与"重品质"相关的江右商帮格言包括:强调经营要对得起良心的"修合虽无人见,存心自有天知";强调要遵纪守法的"背绳求曲尽失法度,置商法不顾必蹈囹圄";强调从货品质量本身立商的"酒香不怕巷子深,货好自有客盈门"。这些格言要求江西商人坚守经营之道,对内要对得起内心,对外要遵纪守法。

与"讲诚信"相关的江右商帮格言包括:认为诚信是生财根基的"礼是聚宝盆,信是摇钱树"和"植树要植根,卖货要卖真";认为诚信高于金钱的"做生意不可失去信用,为名誉宁可失去金钱"。

与"爱团结"相关的江右商帮格言包括:"物聚则散,天道然也,且物之聚,怨之丛也。苟不以善散,必有非理以散之者""东伙同心,黄土成金""经商发财,天时不如地利,地利不如人和""吉安老表一把伞,走出家门当老板"。

与"重礼节"相关的江右商帮格言包括:"守柜台未言先含笑,等顾客销货礼在前""内言不出外言不入,周旋中规折旋中矩""一分价钱一分货,一份生意一份情"。

与"顺时机"相关的江右商帮格言包括:"季节商品一溜烟,抓头去尾留中间""大生意要常走,小生意要常守""出门观风向,买卖看对象""宁卖一拖,不卖一抢"货卖当令不违时,货不停留利自生""钱比人识货""胜败乃兵家之常事,赔赚乃商家之常事"。

不同区域的江右商人遵循的规矩略有差异,但基本的经营理念差别不大,如江西抚州商人共同信奉的行为准则:

> 忠孝立身,义利兼顾;
>
> 诚信为本,德行并重;
>
> 团结互助,守护相望;
>
> 襟怀广阔,和气生财;
>
> 热心公益,回报桑梓。

建昌帮药界几百年来自成规矩。有些规矩较为保守,如带徒只带南城籍(中华人民共和国成立后废止),若有违背,立受排挤,落到"买不到药卖不出药"的困境,直到破产倒闭。有些规矩颇具人情,如在外遇到落难或无业同乡,店号均有招待3天吃住、给工作或介绍工作的规矩,离店时还给些盘缠(路费)。师带徒一律口传心授,无本本相传,以防泄密。一些有特色的饮片炮制(如煨附子等)视为帮内绝技,仅在南城、南丰少数几个地方制作,直至中华人民共和国成立后才逐步公开。各类人员按等级分工,职责明确,不得随便越级干活,连栈、店内各级人员座椅的摆放,用膳座位次序都有一定布置,不得随便乱搬乱坐。各店徒工不得互相串门,见面也不得走漏技术经济秘密。每年正月初三谢年时,老板请酒,总结上年工作,布置新的一年业务,习用排座次的方法显示人员去留。被排上座的即是新的一年要解雇的,学徒有"三年徒弟,一年帮做"的规矩,出师后拿薪,留店工作一年之后去留听便。这些帮规戒律在一定程度上阻碍了药业的扩大和药技交流,但又使建昌帮药界保留了浓厚的南方药帮特色,并在流传地域内一直处垄断地位。

◈ 参考文献 ◈

[1] 范金民.明清社会经济与江南地域文化[M].上海:中西书局,2019.

[2] 《江西省地方志》编纂委员会.江西省医药志[M].北京:方志出版社,1999.

[3] 中国人民政治协商会议云南省委员会文史资料研究委员会.云南文史资料选辑:第9辑[M].昆明:云南人民出版社,1989.

［4］ 雷元江,王水平,李青华.厚德实干,义利天下:赣商精神研究［M］.北京:中国电影出版社,2018.

［5］ 徐观潮.最后一湖清水之失落的文明［M］.北京:中国工人出版社,2013.

［6］ 郑州市郊区医药志编写组.郑州市郊区医药志(征求意见稿·二稿)［M］.郑州:郑州市郊区医药管理局,1986.

［7］ 梁金辉.亳州商业文明探源［M］.合肥:合肥工业大学出版社,2016.

［8］ 蔡鸿新,王尊旺,黄有霖.闽台中医药文献选编:政协文史资料篇［M］.厦门:厦门大学出版社,2014.

［9］ 傅奕群.商从商朝来:中国人经商的历史［M］.北京:北京日报出版社,2019.

［10］《读者参考丛书》编辑部.决策大京九［M］.上海:学林出版社,1998.

［11］ 王超逸.中外企业文化理念大全［M］.北京:中国经济出版社,2007.

第四章

建昌帮炮制工具

在现代药品监管制度下，中药材经过饮片厂炮制加工成为中药饮片，方可调剂使用。中药材炮制成中药饮片的过程是"减毒增效"的转化过程，是中药传统特色技术之一。俗语讲"工欲善其事，必先利其器"，建昌帮炮制的饮片闻名遐迩，这与其特有的炮制工具有密切关系，一些建昌帮特征的饮片形态需借助特有的炮制工具。南城县保留了大量古代建昌帮的炮制工具，其中一些仍在使用。

第一节 炮制起源

中药炮制起源甚早，《神农本草经》收录了炼、蒸、煮、熬、酒、烧等炮制中药材的方法，多与用火有关。《五十二病方》中收载了包括净制、切制、水制和水火共制等方面的炮制内容。《金匮要略方论》有麻黄去节、桂枝去皮、牡丹皮去心等。与南城渊源颇深的晋代名医葛洪在《肘后备急方》中记载了不同药材的炮制方法，如炙、烧、炮、熬、醋、酒、去皮、去心、去核等。其后，《备急千金要方》《新修本草》等本草著作所记载的炮制内容更加丰富，理论逐步清晰，已渐成独立体系。

通常认为第一部炮制专著为《雷公炮炙论》，关于该书的作者和成书年代多有争论，主流观点多认为是南北朝时期刘宋人雷敩所作（多引李时珍观点），其中使用的唐以后才出现的中药名为后世修订增添。《雷公炮炙论》成书后，炮制内容逐渐丰富并成为中药学的分支之一，也符合历史发展的规律：人类在掌握中药药性和炮制方法后，逐步探索更符合药物特色的炮制方法，并从本草学的角度将方法记录和传承。

第二节　建昌帮特色炮制工具

炮制工具是指在炮制理论和技术的发展过程中，为了便于炮制而从原有工具改进或新研制的器具。早期，善于思考和实践的药工根据自身的加工需要研制了专用工具。这些炮制工具在实践中起到了方便加工、统一规格等作用。随着古代商业的发展和文化的交流，炮制工作逐渐从一处传播到全国各地。由于各地炮制药材种类和习惯的差异，炮制工具不断微调和改进，成为适应不同中药品种和需求的多样化工具，并促进了不同的炮制流派的形成。

建昌帮炮制工具在刀具、刨具、筛具及辅助工具等方面具有独特性，可归纳为"刀刨齐全，特色工具多"。在历代手艺人的传承和发展中，建昌帮创造出一套独特的加工炮制工具，主要有建刀、雷公刨、枳壳夹和枳壳榨、老虎灶、茯苓钻、硫黄熏橱、栏药木界尺、油榉、拱形竹夹、竹压板、槟榔榉、泽泻笼、附子筛、蒸药甑、炆药坛、猪肝色磨刀石等六十余种。以下作简要介绍。

一、建刀

建昌帮的切药刀称建刀、琢刀，刀面大，把长，重约 1.5kg（图 4-1）。因各帮所用切药刀刀形不同，操作各异，故而药界有"见刀认帮"之说。建刀具有刀口线直、刃深锋利、吃硬省力、一刀多用等特点，用来切制根及根茎类、藤木、果实种子类等药材，能够切制不同规格的丝、段、片块。由建刀切制的特色饮片往往斜、薄、大、光，外形精美而实用，如延胡索鱼鳞片、赤芍竹叶片、防风极薄片等。"细切白芍极薄片，精制陈皮一条线，枳壳人字片"便是出自建刀。

建刀的使用方法从坐姿、握刀、送药皆是学问。①坐姿：切药时条凳靠刀案左侧放，条凳左前脚稍入刀案内一点，凳子与刀案呈 45°。侧身而坐，左脚弓步放案下，右脚弓步略向前，挺直腰而坐。②握刀：右手握刀把顶端，大拇指竖起，四指平握（握顶端力臂长，省力；握中段力臂短，费力）。右肘及上臂内收靠右胁夹紧，对准刀床脚（老药工称此为"仙鹅腋下抱蛋"），使握把点与刀床脚、肘关节三点一线，刀面与刀床随意靠紧（不能用力左右横拉），均匀用力，重拉轻托以刀切药。③送药：根据药材形态、质地及切药饮片类型,左手可用不同姿势送药材,并恰当地运用切制辅助工具,有抬个、斜捉、直握、手托4种方法。

二、雷公刨

雷公刨是建昌帮特有的刨具,发明已久并沿用至今,以操作时声大如雷而得名(图4-2)。以"雷公刨"来加工饮片,不仅可使饮片薄,而且刨出药片以纵片为多,均匀美观。雷公刨适用于炮制长、斜、直、圆各形薄片或极薄片,并且具有片形均匀美观,片张可大可小,工作效率高等特点。雷公刨的操作方法有四种,即药斗加压刨法、手按刨法、压板刨法和长斗刨法,根据药材的特点和要求可采用不同的方法。药斗加压刨法适用于根及根茎、果实类药材刨小圆片,具有速度快、效率高的特点;手按刨法适用于根及根茎类药材刨斜片(包括柳叶片、竹叶片、瓜子片),刨出的斜片规格基本一致,造型美观且切制效率高。压板刨法能够将根茎类药材顺纹理刨成直片,刨片长、大,便于药材鉴别;尤其适用于刨制完整的原药。

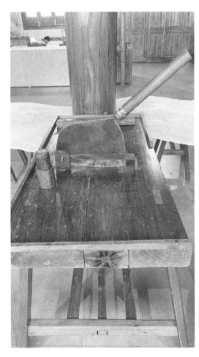

图4-1　建刀

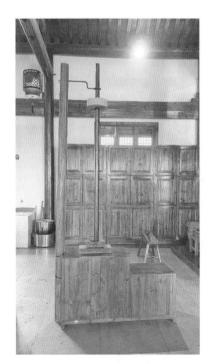

图4-2　雷公刨

三、枳壳夹和枳壳榨

枳壳夹是枳壳挖去内瓤后的初步定型工具(图4-3)。枳壳夹为铁制品,安装在长条凳上,下面一块叫夹板床,由角铁改制而成,直角在右下方,竖起可拦阻压扁的枳壳肉不向外溢,使压边均匀。上面一块叫活动夹板,近身端有小木把,方便操作。操作时,人坐在凳上,左手逐个拈紧挖去内瓤后的枳壳边,枳壳圆口向后,将枳壳的2/3放于枳壳夹近栓处,启动夹板把,逐个压扁成半月形。全部压定后,再入枳壳榨最后定型。

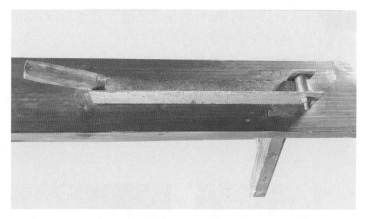

图4-3　枳壳夹

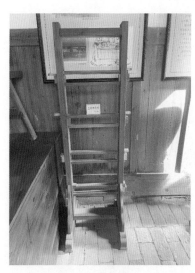

图4-4　枳壳榨

枳壳榨为长方形梯式枳壳定型工具,由榨柱、榨板、斧形楔、固定板组成(图4-4),用时擎起各层上榨板,将压扁的枳壳整齐平叠在内,叠满为止,然后将上榨板压下,从两边榨柱正面上方通洞中打进斧形楔,压紧。

四、老虎灶

老虎灶是形似卧虎的长形连锅灶,灶门如虎头,向上仰起。进燃料口如虎口,向上张口。靠地面部分是通过风口和燃料烧尽后的出灰口,灶尾为烟囱,长约4m、宽约1.2m、高约0.5m(图4-5)。此灶的主要燃料为粗糠和木屑,适用于蒸、煮、熬等炮制方法,火力大,易控制温度。

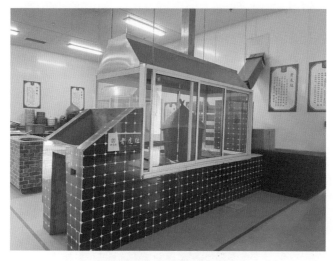

图 4-5　老虎灶

五、槟榔椽

　　槟榔椽为建昌帮切制槟榔的特殊常用工具。槟榔椽为木质,长 7cm,上面为圆拱形,下面为平面,右面大头截面中心内凹为圆锅状,凹面内嵌三颗铁针,用于固定槟榔(图 4-6)。操作时,将润制好的槟榔敲进凹面,使铁针刺入槟榔,左手拇指、示指、中指拿起槟榔椽前部,其余两指嵌紧在刀床下,右手启动刀把切制,切至药尾,以钻挑出。由于槟榔个小,质地坚实,不易着力,槟榔椽可将槟榔固定,易于切制。

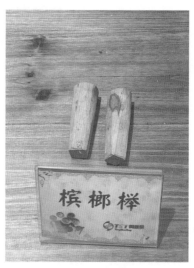

图 4-6　槟榔椽

六、泽泻笼

　　泽泻笼又称竹笼、撞笼,是由竹篾制成的撞毛长竹笼,竹笼大小亦可根据药材加工量而定。其形状为梭形,两头尖,中部膨起(图 4-7)。笼体由长条厚黄篾编织而成,笼体中有数根主筋贯穿两头,主筋由略粗竹片及竹杆构成,正中上方开有一方窗,窗上设活动篾。两端尖部各有两个木把手,方便两手握持。操作时用绳索将竹笼上的竹杆拴紧吊起,用特制大布单包裹,系上布扣,以免灰屑、茸毛外出污染环境。竹笼两端各站一人,双手握住木把,协调用力,来回推拉,使药材与竹笼内壁粗糙面碰撞,以去除药材表面细须根或茸毛,必要时还可以加进细瓷片,增加碰撞摩擦的机会。适用于泽泻、香附、狗脊、知母、马钱子、三棱、骨碎补等药材撞去茸毛、细须根。

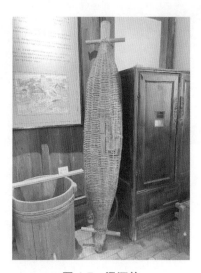

图 4-7　泽泻笼

七、蒸药甑

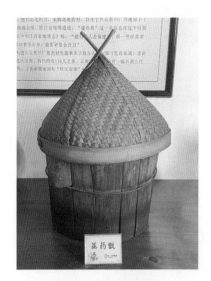

图 4-8　蒸药甑(捧甑)

蒸药甑有捧甑(图 4-8)和扛甑两种,用于蒸制药材。捧甑为小甑,两边有甑耳,方便手捧,适用于蒸制少量药材;扛甑为大甑,四边有甑耳,耳内有孔可穿绳索,方便起坐。蒸药甑内设可通气的甑底,底上铺以棕网织成的圆甑垫,甑盖习用篾制,成尖室塔顶状,甑盖直径略大于甑口直径,蒸制时紧盖甑口。如甑内药材紧密,可加数个通气竹管,操作时坐于塘锅上,甑下沸水宜保持在甑下沿吃水 2~2.5cm 处,武火加热蒸至一定程度。

八、炆药坛

炆药坛,古称"罂",是腹大口小的坛子。高约 0.5m、最大内径 0.35m (图 4-9),材质宜为无釉陶器,有釉者易烧裂,用于炆制药材,如地黄、黄精。炆药坛装药添水后,置围灶内用糠火加热炆至一定程度。炆药坛外形古朴、操作简便,炆制的药材原汁原味、气香味厚。

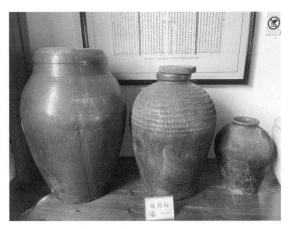

图 4-9 炆药坛

九、硫黄熏橱

传统的硫黄熏橱主要适用于以硫黄熏制养护药材。硫黄熏橱在建昌帮药界又称"硫黄烧"。硫黄熏制大量药材宜选用硫黄熏房,熏制少量药材宜选用硫黄熏橱(图 4-10)。传统的硫黄熏橱为简易木结构橱式器具,适宜药房、库房或加工厂熏制少量药材或饮片。橱正面设双门,橱门下方设玻璃窗,方便观察燃烧情况。门内底层专放硫黄钵,上面每层底部钉有木栏条,架放筻折,折上放盛装药材或饮片的疏眼筛盖或丝篓,密闭门窗即可熏制少量药材或饮片。由于现行法规中增加对

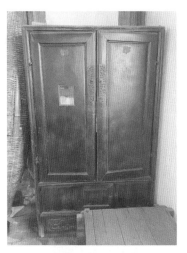

图 4-10 硫黄熏橱

中药饮片二氧化硫残留量的检测,因此硫熏法逐渐不再使用。

十、猪肝色磨刀石

猪肝色磨刀石，又称猪肝石，为建昌帮药界磨刀的主要刀石，多为广昌县所产，以石为肝色（赭色）而得名（图4-11）。其石质细腻，石面平坦且坚硬；磨刀粉浆重，涩性大，吃铁多，易薄口，磨刀速度快。猪肝色磨刀石有一定规格，并配有嵌石木架。石宽10~15cm，长30~40cm，高10~20cm，嵌牢在长条磨刀石架上，石面高出木架7cm，石面一般与人脐下7cm处等高。刀石木架要求牢实稳固，刀石磨矮后，可从下往上平衡垫高。

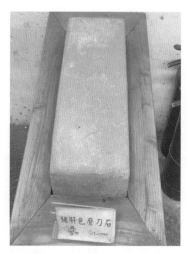

图4-11　猪肝色磨刀石

十一、香附铲

香附铲为木把、双片或三片的铲刀，刀口间隔约1cm，主要用于铲切香附米等。二片铲刀，其中一片可拆下或装上；三片者中间一片固定，旁边两片以螺丝钉固定，方便拆下磨刀（图4-12）。

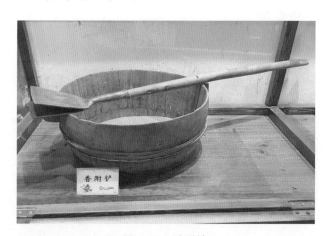

图4-12　香附铲

十二、附子筛

附子筛（图4-13）为建昌帮药筛中的特大眼筛，筛眼内径28~30mm，常用来摊晾附子、茯苓、大黄等体质粗大的原药材,或做分档用。

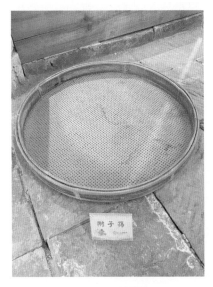

图 4-13　附子筛

第三节　炮制工具的现代化

至今,建昌帮仍保留着古时沿袭下来的特色炮制工具,建昌帮非物质文化遗产传承人还在利用这些工具培养下一代建昌帮技艺传人。中华人民共和国成立之后,我国中药制造工业迅猛发展,中药的现代化水平不断提升。随着国家对中药饮片生产环境和质量控制要求的不断提高,这些略显古朴的传统工具已经不适应现代制药工业的发展。与现代化炮制设备相比,传统炮制工具炮制的饮片更加美观和精湛,但是现代化炮制设备的优点逐步显现出来,传统炮制工具的发展面临挑战。然而,从一定意义上讲,建昌帮工艺传承的文化意义已经超越了其经济价值的内涵。建昌帮传统炮制工具如何发展值得深思。

一、炮制工具步入现代化进程

我国古代医药行业非常重视炮制工具,对炮制工具精益求精,有红顶商人胡雪岩为生产紫雪丹而制作金铲银锅的美谈,"金铲银锅"也体现了

"金银有价、生命无价"的中医药仁心仁术思维。现代中药饮片炮制设备主要从节省人力、节省资源、生态环保、一体化等角度进行研发和改进,同时借鉴和引入了很多国内外具有类似功能的设备。

(一) 净制设备

传统净制设备主要用于去除中药材的杂质和非药用部位,净制方式主要是手工,使用筛、笼等。现代中药净制设备从农产品净制设备中引入了滚筒式清洗、风选、色选等自动化的净制设备。

滚筒式清洗与古代泽泻笼功能相似,通过在滚动过程中不断喷淋和翻滚实现将附着在药材表面的泥沙和粗皮清除的目的。滚筒式清洗机还可以结合高压喷淋装置,实现高效净制,基本可以取代古代的撞笼式装备。风选是通过不同药材或不同药用部位在空气中的阻力不同,实现中药材的净制。其由来已久,在古代就有通过风中扬麦将麦子与麦壳分离的做法,使用的设备相似,但人工造风风速更加稳定。色选是通过自动化识别技术将颜色和形状异常的药材挑选出来,可以大幅提高中药净制的效率和均一度。

(二) 切制设备

古代的切制设备主要是各种刀具,有建刀、铡刀等,现代化的中药炮制设备主要有切药机、破碎机等,与古代设备原理基本一致。与古代切制设备相比,现代自动化的切制设备基本可以实现有效替代,但是传统饮片的片形多依赖于传统手法,因此许多片形优美的中药饮片,如百刀槟榔、人字片枳壳、西洋参薄片等都还需要用手工或半自动的切片装备。

(三) 炒制设备

古代炒制设备主要是通过柴火、煤等加热,温度、火候控制依赖于药工的经验。现代炒制设备主要通过电、燃气等加热,加入了自动化投料出料、温度控制、时间控制和翻炒搅拌等功能,可以实现古代装置的各种功能。但是由于古代炮制依赖药工对炮制过程的细致观察,武火、文火等随着饮片炮制不断变化,现代炒制设备对药材炮制则较为标准化,因此如何利用现代标准化设备复制古代炮制技术还需要深入的比较研究。

（四）加辅料制

加辅料制主要是在炒制过程中加入醋、蜂蜜、盐水、酒等不同的液体，或加入麦麸、滑石粉、蛤粉、河砂等固体，以达到减毒增效的目的。古代加辅料制与炒制工具基本一致，在炒制前或炒制中加入辅料。现代炮制设备可以实现将加辅料的过程与炒制设备集成在一起，其原理与古代炮制基本一致，如何精确控制加辅料制设备的炮制工艺、复制古代炮制技术也需要进一步的研究。

（五）粉碎设备

在古代粉碎主要依靠铜舂和碾槽等设备，这也成为中药房的标志。现代粉碎设备发展迅速，除了常见的打粉机，超微粉碎、破壁粉碎、纳米粉碎等技术在现代中药炮制中不断应用。常见的粉碎设备有颚式破碎机（利用固定颚和动颚之间挤压破碎）、辊式破碎机（利用旋转辊桶挤压破碎）、锤式粉碎机（利用旋转的锤刀进行冲击粉碎）、冲击式粉碎机（利用高速旋转的刀片冲击碰撞）、球磨机（利用不锈钢圆球或瓷质圆球进行研磨）、气流粉碎机（利用压缩空气将药物粉碎）。

此外，从中药炮制的各环节，如干燥、浸制、蒸煮等方面都进行了现代化的技术研发，取得了丰硕的成果。

二、加快建昌帮炮制工具现代化

同善堂药业和建昌帮药业作为建昌帮饮片的代表企业，都设有企业博物馆，展示建昌帮传统工具。然而值得深思的是，目前尚未看到建昌帮炮制工具与现代信息技术、自动化技术融合的新工具。

（一）建昌帮炮制工具需与时俱进

建昌帮炮制工具虽然得到良好的传承，却未能得到良好的发展，尚未实现古为今用。如雷公刨是建昌帮代表炮制工具之一，可切制出片薄形美的饮片，但是雷公刨的切制效率与现代化的切片机差别巨大，随着我国劳动力成本的逐渐上升，人工将会成为雷公刨切制饮片的巨大成本。然而，对雷公刨的现代化改进几乎停滞，传承至今雷公刨还是完全保持着古时模样。

从文化传承角度来看，原汁原味的传承无可厚非，但是从产品的角度来看,雷公刨生产产品的效率很难与现代化切制设备相比。师傅传授使用雷公刨也是建昌帮传承的技能之一,但由于受众和设备可及性的限制,也制约了雷公刨的推广使用。这也就不难理解为什么建昌帮古时声名远扬,至今却在药店和医疗机构中难以再现。雷公刨是建昌帮炮制工具的一个缩影,多数建昌帮炮制工具都是"保守有余、创新不足"。

以上现象显然是对建昌帮内涵的理解出现了一定偏差,只传承了建昌帮的有形之器,却忽略了建昌帮的创新精神。回顾历史,试问今人:如果没有当年建昌帮先辈们在工具上努力突破创造,又怎么会有如此多的建昌帮炮制工具传世,而且至今都在使用呢? 国家对中医药发展提出了"守正创新"的要求,建昌帮炮制工具的传承创新既要看到有形之器,更要看到有形之器背后的创新精神。

(二)挖掘建昌帮炮制优势工具

随着我国炮制技术的发展和普及,现代化的中药饮片炮制工具已经渗透到了炮制的各环节。许多通用型的炮制设备在饮片厂普遍使用,各炮制流派的边界已变得模糊。工业化带来的标准化设备和产品,也挑战着个性化、流派化的炮制技术。现代药品管理制度与现代制药工业都要求统一的生产和监管标准,作为国家药品标准的《中国药典》也要求统一的生产流程和质量标准。在此背景下,包括建昌帮在内的所有炮制流派都需要反思该流派的实质和立身之本。

在标准化盛行的今天,建昌帮更应思考自身的价值和特点问题。从炮制工具上看,建昌帮雷公刨、枳壳夹、枳壳榨等都是颇具地方特色的工具,这些工具的精髓还需要进一步挖掘和研究。现在的南城枳壳在加工时已经使用了自动化切制机,然而两个问题常常困扰当地药农,一个是不同规格枳壳药材烘干时,干燥度不统一,另一个是枳壳的横切和纵切问题。是否可以从这些古代饮片炮制工具找到解决问题的方案,还需要进一步研究。

中国传统文化、美学、经济学、医药学都可以作为理解炮制流派的维度之一。现代科学总是希望从药理药效角度阐释这些问题,但是事实上,我们绝不能排除美学和传统文化在炮制流派中的作用。有些工具炮制的饮片片形优美、给人以赏心悦目的美感,冲泡在水中时观之令人身心愉悦,其本身的价值已超越了普通的商品。

◇ 参考文献 ◇

[1] 梅开丰,张祯祥.建昌帮中药传统炮制法[M].北京:人民卫生出版社,2022.

[2] 符颖.不同区域中药炮制特色技术探讨[J].内蒙古中医药,2017,36(20):82-83.

[3] 童恒力,钟凌云.蜜麸炒炮制法研究概述[J].时珍国医国药,2017,28(7):1725-1727.

[4] 张金莲,曾昭君,潘旭兰,等.砻糠在建昌帮中药炮制中的应用[J].中草药,2013,44(21):3092-3094.

[5] 王文凯,张正,翁萍,等.建昌帮米泔水漂苍术工艺研究[J].时珍国医国药,2015,26(9):2157-2159.

[6] 张钰祺,龚千锋.米泔水在中药炮制中的古今应用研究[J].江西中医药,2011,42(4):64-66.

[7] 曾宇.中国特色酒收藏投资指南[M].南昌:江西科学技术出版社,2013.

[8] 朱世英,季家宏.中国酒文化辞典[M].黄山:黄山书社,1990.

[9] 谭柳萍,杨柯,曾春晖.马钱子现代炮制方法的研究进展[J].中国现代中药,2018,20(7):906-909,914.

[10] 梁国嫔,蔡萍,黄莉."建昌帮"四制香附与生品香附挥发油成分的差异分析[J].世界最新医学信息文摘,2018,18(99):5-7.

[11] 王小平,胡志方,肖小梅,等.江西建昌帮不同附子炮制品中6种酯型生物碱的含量比较研究[J].时珍国医国药,2016,27(7):1622-1624.

[12] 陆平,金镭,贾彩虹,等.江西建昌帮姜天麻与其他炮制品中天麻素的含量差异[J].中国医药导报,2018,15(4):27-30.

[13] 胡律江,胡志方,王小平,等.江西建昌帮炆熟地黄的HPLC指纹图谱[J].中国实验方剂学杂志,2015,21(23):33-36.

[14] 胡志方,王小平,郭慧玲,等.江西建昌帮炆制地黄中辅料作用探索(Ⅰ)[J].中国实验方剂学杂志,2013,19(4):1-5.

[15] 翁萍,王文凯,张晓婷.白术不同炮制品对脾虚小鼠胃肠功能的影响[J].江西中医药,2015,46(5):30-32.

［16］ 谌瑞林,何行真,龚千峰.枳壳不同炮制方法对其挥发油的影响［J］. 江西中医学院学报,2004,16(1):44-47.

［17］ 谌瑞林,杨武亮,龚千锋.枳壳不同炮制品中柚皮苷的含量比较研究 ［J］.江西中医学院学报,2004,16(6):43-44.

［18］ 龚千锋,张的凤,王俊方.鸡内金不同炮制品的比较研究［J］.江西中 医学院学报,1999(2):38.

［19］ 邹彤旻.浅谈建昌帮对鸡内金的炮制方法［J］.中药通报,1986,11 (10):28.

［20］ 彭红,付建武,黄丽芸.建昌帮法焦栀子炮制工艺研究［J］.中华中医 药学刊,2010,28(5):940-941.

［21］ 孙栋梁,倪小兰,何行真,等.栀子不同炮制品的比较研究［J］.江西中 医学院学报,2004,16(4):38-40.

第五章

建昌帮特色饮片及炮制技艺

"君臣佐使,看方抓药"是中医药特色之一,所抓之药就是"中药饮片"。中药饮片是中药材炮制加工的产物,在中医药漫长的发展历史中,中药饮片与其进一步加工而成的成方制剂是中药临床应用的主要形式。建昌帮饮片用料考究、工艺精湛,体现了建昌帮炮制技术和文化传承的精髓,挖掘建昌帮特色中药饮片,大力发展建昌帮特色产品,是南城县中医药振兴的核心问题。

第一节 传承建昌帮精湛技艺

一、中药饮片体现了中医药特色

西医常把疾病归结为单一因素,中医则认为疾病是整个机体运行系统的失调。中医治病讲究"辨证论治",即根据疾病的病因病机确定相应的治则治法,治疗手段包括针灸、拔罐、刮痧、贴敷等外治方法与汤药、丸、散、膏、丹等内服治法。中药组方时将人体看成统一的整体系统,考虑疾病主因、次因、证候、药物性质、患者综合状态等多种因素,讲究君臣佐使,采用综合的用药方案。医家在明辨患者疾病的基础上,考虑不同中药的性味归经及功能主治的特点,如同沙场点兵一样,按照中医药配伍理论给出中药处方。而中药炮制是根据中医药理论,依照辨证施治用药的需要和药物自身性质对药物进行合理加工。

二、中药饮片药性与炮制密切相关

从中医治疗过程不难发现,中医治疗的效果取决于两方面,一是中医师对患者自身情况诊断及辨证的精准度,二是中医师所用中药饮片的药性与质量是否与医师期望相吻合。可见,中药饮片的药性在很大程度上决定了中医治疗的效果。中药饮片的药性主要是指四气五味、归经、毒性等,这一直是中医药现代研究的难点问题,特别是在西方哲学思维模式下难以阐释,此处对药性作简要的解释。

中药饮片的药性可以看为"天、地、人"三个层面因素的综合作用的结果。这里"天"是指先天,也可以视为遗传因素。一种药材的药性,相当大程度上取决于其秉受的基因。生药学家肖培根院士提出"药用植物亲缘学"的概念,即亲缘近的物种,往往含有相似的化学成分,具有相似的药性。"地"是指环境,后天生长环境的不同导致的药性差异。中药用药讲求道地,"道"和"地"本都是地理概念,之所以强调地理实际上是强调不同区域的生态环境。这里"天"和"地"是统一的概念,从自然演化的角度来看,环境因素必然先决于生物因素,即先有不同生态环境,再有不同的生命体。因此可以说环境决定了基因,或者称基因是生命体对抗环境的结果。现代生物多样性的有关研究已经可以证实,生物多样性取决于环境的多样性。"人"就是指人的炮制加工,通过给中药材加入不同的辅料,采用不同的工艺,使得中药材变为药性稳定的中药饮片。

中药经过炮制可调整药性,增利除弊,以满足临床治疗要求。如乌头是临床常用的中药,有毒性,可能危及患者的安全,"依法炮制"后能减毒甚至增强疗效。中药性能和作用"无有不偏,偏则利害相随",炮制的必要性便是改变其药性或缓解偏性。可根据临床需要选择炮制方法,疾病发生、发展不同,脏腑的属性、喜恶、生理、病理不同,采用的炮制方法也不同。如生甘草清热解毒,温病宜甘草生用,可增强泄热作用,甘凉生津,兼和脾胃;而炙甘草益气复脉,白虎汤中使用炙甘草,能够保存阳气,顾护脾胃。

三、建昌帮炮制技艺促进中药饮片作用的发挥

建昌帮在炮制上的特色体现在炮制工具有特点,炮制辅料有特色,形色气味有讲究,炆煨工艺有绝活四方面,但是工具、辅料、形色、技术最终都体现在中药饮片之中。带有建昌帮特色的中药饮片作为服务人民健康的产品,通过医家处方和调剂直接发挥防病治病的作用。

第二节　建昌帮炮制辅料

中药炮制辅料是指中药炮制过程中,除主药以外所加入的具有辅助作用的附加物料,对主药可起协调作用,或改变药性,或增强疗效,或降低毒

性,或减少副作用,或消减药物的不良气味,或影响主药的理化性质等,从而能够更好地适应中医临床辨证论治用药的需要。

应用辅料炮制中药历史悠久,最早可追溯到先秦时期。《五十二病方》最早记载醋制法,"旦取蜂卵一,渍美醯一杯,以饮之","醯"即为醋。汉代《神农本草经》最早记载酒制法,"猬皮,酒者杀之"。后世医药典籍如《食疗本草》《本草纲目》等,均有对中药炮制辅料的记载。炮制辅料的广泛应用,促进了炮制技术的发展,增加了中药在临床应用中的灵活性,也是我国传统制药技术的一大特色,被称为中药炮制发展史上的第二次飞跃。

中药药性与辅料之间有着密切联系,由于辅料品种、性能不同,在炮制药物时所起的作用也各不相同。中药炮制可根据中医临床辨证施治的用药要求和药物性质,选择适宜的辅料炮制,使之充分发挥临床疗效、保证用药安全,达到辨证施治的用药目的。

建昌帮生产所用的辅料,有选料独特、遵古道地、制备考究、一物多用的特点。针对具体的药物选用特定辅料,引导原药的药性归经,增效减毒。固体辅料包括谷糠、麦麸、稻谷、河沙、滑石粉、牡蛎粉等;液体辅料包括麻姑酒、米醋、蜂蜜、童便、米泔水等。其中尤以谷糠最有特色,使得"南糠北麸"成为南北药帮炮制流派的一个显著区别;其他辅料如麻姑酒、米泔水、砂子的运用也颇具特色。以下作简要介绍。

一、谷糠

建昌帮对谷糠的使用历史悠久,在各中药炮制帮派中尤具特色,有糠煨、糠炆、糠煅、糠炒、蜜糠炙5种炮制方法,特别是糠炒法和蜜糠炙法运用更为广泛,如炮制白术、白芍、山药等,同时蜜糠炙法还可用于净选、润制、吸湿、密封养护等方面。

随着现代科学技术的发展,建昌帮的相关研究不断深入。研究表明,谷糠含有阿魏酸、黄酮类化合物等。阿魏酸具有抗血小板凝集、抗血栓、抗菌消炎、抗肿瘤、抗突变、增强免疫功能等作用,还可以抑制多种微生物生长,具有抗氧化活性,是一种优良、几乎无毒副作用的抗氧化剂。阿魏酸在防腐保鲜方面有很重要的作用,可作为防腐保鲜剂使用;黄酮类化合物具有显著的抗衰老、降血糖、抗癌、镇痛、抗炎、抗菌等作用。另外,谷糠本身作为中药在临床上用于治疗腰膝酸痛,而蜜糠为先用蜂蜜将谷糠炒制再做成的炮制辅料,含有大量的果糖、葡萄糖及少量酸类物质,具有增强补益的作用。

(一)谷糠在建昌帮煨法中的应用

建昌帮煨法是指将净药材置糠火中煨熟的制法,是雷公炮炙十七法之一,属于火制范围。在食品烹饪中至今尚有"煨鸡""煨薯""煨芋"等做法。目前全国各地习用的煨法大致包括湿面粉或湿纸煨去油法,或以滑石粉、热砂、麦麸在锅内拌炒覆盖之闷煨法;亦有将吸油纸夹药烘去油列入煨法者。湿面粉或湿纸逐个包裹,只适宜少量药材煨制。锅内闷煨、纸夹烘煨与古法煨制原意相差较远。建昌帮应用的煨法与一般煨法不同,至今仍保留了古代传统煨制工艺风格,是在梁代陶弘景所称"煻灰火炮炙"、丹家所言"糠火炼物"、明代李时珍所谓"糠火中煨熟"的基础上,发展为以大量干糠,将大批净药材平铺围灶内,隔以纸、灰、生姜片等,用糠火煨熟,软化,高温去毒或去油性、燥性的制法。正如建昌帮以谷糠为燃料,间以生姜,煨去附子毒,方法考究,工艺独到,蜚声全国。此外,建昌帮的糠煨生姜可减其辛味,留其温性;糠煨木香可去除部分油质,缓其辛散,增强止泻痢之力;糠煨葛根可减其辛味和油分,具有温肠胃之寒、止泻作用。

(二)谷糠在建昌帮炆法中的应用

建昌帮炆法是将净药材润透后,装入陶制炆药坛内加水和辅料,置糠火中用文火慢慢煨煮至熟的制法。此为建昌帮独有的专门炮制滋补类中药的特色炮制方法。其法不同于铁锅煮法和隔水炖法,也有别于糠火干煨法。经考证其法来源于明朝缪希雍《炮炙大法》"好酒拌匀置瓷瓮内包固重汤煮一昼夜,胜于蒸者名熟地黄",又取法于食品烹调技术中的炆法。

(三)谷糠在建昌帮煅法中的应用

建昌帮煅制法是将药材直接放于无烟炭或糠火、锯屑火中,或置耐热火容器内高温煅烧的制法。建昌帮以糠煅制的药材主要有牡蛎、龙骨、瓦楞子、自然铜等。相关研究报道糠煅法炮制品与其他煅法炮制品在形、色、气味上无明显变化,但可以减少燃料消耗,缩短炮制时间。

(四)谷糠在建昌帮炒法中的应用

以糠炒药始见于南北朝,宋、明、清亦有记载,至今仍为建昌帮常用而又独具一格的一种传统固体辅料炒法,是建昌帮炮制工艺特色之一。糠炒法又称为"蜜糠炒法",用炼蜜掺沸水炼糠炒制,操作方法:先用武火将锅底烧至微红,倒入定量的预制蜜糠,快速翻炒至冒青烟时,用炒药铲将蜜糠铺平锅底,并向周围铺开;再立即倒入干燥生药片,用周围的蜜糠覆盖药材,或盖上锅盖,密封 10~30 秒后立即揭开锅盖,快速抢火翻炒 1~5 分钟,至药片转微黄或黄色时,迅速出锅。最后根据药材体质大小选用不同孔眼的筛,趁热入容器内,密闭转色(不注重颜色的药材,不必密闭,出锅筛净后摊凉即得)。每次入锅药材与蜜糠的质量比为 2:1。建昌帮常用糠炒法的药材有白芍、白术、山药、党参、黄芪等。蜜糠炒白芍时,建昌帮尚用离火离锅炒法、密闭转色炒法,为其糠炒法之特色。糠炒白芍有助于降低白芍酸收寒凉之性,增强其入肝补血之功,并借酒性活血通经,冬月产后尤宜。糠炒白术借谷糠之气以增强芳香醒脾和胃作用。糠炒山药可增其温性,助其健脾胃、固肾阴之力。炒山药用蜜糠为辅料,比用麸炒者有气更香、色更艳等特点。糠炒党参表面深黄色,增加其补中益气功效的同时,使饮片色泽更美观。糠炒黄芪增其甘缓益气、补脾生血之功。

(五) 谷糠在建昌帮炙法中的应用

建昌帮蜜炙法与全国其他地方的蜜炙法稍有差异,根据是否用辅料糠可分为蜜糠炙和淋蜜炙,前者在全国独具特色。蜜糠炙的操作方法:先取定量的炼蜜和白开水(或黄酒),置容器内拌和溶化,即为蜜水(或蜜酒)溶液;将干燥净生片投入溶液中拌匀,麻布遮盖闷润 1 天,经常翻动,使药汁透尽,取出稍晾干。再取定量的净干糠,入热锅内用文火边炒边淋入一定浓度的蜜水溶液,至蜜糠不黏糊结团时将蜜糠向四周铺开,投入蜜水(或蜜酒)润过的生药片,先文火,后微火,不断翻动,慢慢炒炙,至内外转金黄色,微黏手时出锅,筛去糠及灰屑,摊晾至干爽酥脆、不黏手时,入陶器内密闭贮藏。辅料用量为每 100kg 净药材,用炼蜜 25~30kg(润药,用炼蜜 20~25kg,掺开水或温黄酒 4~5kg;炼糠,用炼蜜 5kg,掺开水 1kg)。每次入锅药片与净干糠的质量比为 100:50。建昌帮常用蜜糠炙药材有炙甘草、炙党参、炙黄芪、炙桑白皮等,饮片色、香、味俱佳,颜色鲜艳、纯真味厚、吸蜜均匀、无黏糊。建昌帮炮制饮片自古以色泽精美而闻名,其原因除了建昌帮独特而精湛的炮制工艺外,也与建昌帮蜜糠炙独具炒药添香、矫味赋色等作用有很大的关系。

(六) 谷糠在建昌帮其他方面的应用

谷糠作为建昌帮独特而又重要的炮制固体辅料,除了在水火炮制方面用途广泛之外,在药材的净选、润制、吸湿、密封、养护等方面也多有应用。在药材净选方面,利用糠的粗糙面与带种子的果实内瓤共同揉擦,在水中分离非药用部位从而净选药材。在药材润制方面,用干燥的谷糠堆埋、伏润鲜茯苓调节内外水分,吸出药材内部过多的水分,并保持表皮水分,使药材坚实不碎。在药材贮藏方面,干谷糠具吸湿性能,用时以麻袋盛装 2/3 袋干糠,药材置防潮地面上,四周以糠袋堆埋。另外在药材的炒制过程中,建昌帮还利用糠在炒制时色泽的深浅变化,观察掌握火候大小及饮片炮制程度。

二、米泔水

米泔水是建昌帮炮制常用的液体辅料,为淘米时第二次滗出的混浊泔水,传统方法以糯米泔水为佳。但传统方法制备米泔水因个人淘米习惯不同,制备质量可控性差,并且较为烦琐,经验性强,现多将水与米粉以 100∶2 的比例充分搅拌后代替米泔水使用,用来炮制含油量较多的中药,如白术、苍术等。米泔水制一方面能够祛除某些含油药材内的部分油质,减少药物辛燥之性;另一方面可增强补脾和中之力,还可以漂白和洁净药材。

米泔水中含有少量的淀粉和维生素,其中淀粉粒对油脂具有吸附作用,能够吸收苍术中的挥发油,减少对胃的刺激性。另外,米泔水在生物碱含量较高的中药炮制中具有特殊作用,如米泔水能够降低藜芦毒性成分藜芦新碱的含量,提高延胡索主要镇痛成分总生物碱的含量,体现了炮制对中药减毒增效的意义。

三、麻姑酒

中药炮制辅料中的酒常用黄酒,而建昌帮常使用南城本地出产的麻姑酒。麻姑酒为麻姑山所产的优质糯米和麻姑山脉中的峰岩泉水酿制而成,属于甜黄酒,是南城特有的历史名酒,酒色金黄明亮,芬香扑鼻,味醇甘蜜,清爽可口,民间有言"麻姑糯质,仙泉灵药,丹灶熬蒸,冷霜甘蜜,清脑提神,驱风壮胃,却病延年",又有"寿酒"之称。元代宋伯仁《酒小史·酒名》载

"建章麻姑酒"。明代李时珍《本草纲目》引汪颖语曰:"江西麻姑酒,以泉得名。而曲有群药。"("曲有群药"指在该酒的制曲过程中加入了麻姑山特产的何首乌、灵芝等数十味药材,但现建昌帮炮制所用麻姑酒,已不是李时珍记载中辅以药材发酵的产品。)以麻姑酒炮制中药,具有提升药力、活血通络、祛风寒之效。

四、童便

童便为建昌帮另一特色炮制辅料,为 10 岁以下健康儿童的中段小便。童便味咸性寒,具有滋阴降火,止血消瘀、杀虫解毒的功效。将药材放入新取得的童便中,使童便高过药面 10~13.5cm,加盖置阴凉处,根据药材特性浸泡 1~7 周,一般以 49 天为好,中途可更换浸液,以免腐臭难闻。药材取出后,用清水洗过并浸漂至净,取出后再日摊夜露若干天,去尽残余异气。常用童便制的药材有马钱子、香附等。

第三节　建昌帮特色饮片

经过几代老药工的世代口传身授,建昌帮别具风格的炮制方法流传至今,并对其他炮制流派产生深远影响,创造出建昌帮中药饮片系列拳头产品,如四制香附、煨附片、姜半夏、姜天麻、炆地黄等。

一、香附

香附为莎草科植物莎草 *Cyperus rotundus* L. 的干燥根茎,具有疏肝解郁、理气宽中、调经止痛的功效,可用于肝郁气滞、胸胁胀痛、疝气疼痛等,是妇科的常用药,在《本草纲目》中被称为"气病之总司,女科之主帅"。现在香附常用于治疗胃炎、胃痉挛性疼痛、胃肠道功能紊乱、月经不调、痛经等。目前香附的主要炮制品有醋香附、酒香附、香附炭和四制香附。

建昌帮古法中采用童便、黄酒、醋、生姜汁、食盐水炮制香附,但由于童便有一定的味道,不易被接受。现代采用的四制香附多是用米泔水浸泡,再以生姜、盐、醋、黄酒炮制而成。制备方法:将生香附置米泔水中浸泡 1 天,淘清晒干,取生姜榨汁,称取食盐,加适量水稀释,两液混合后将香附投入,经常翻动 1 天后入锅,取出趁热加入黄酒和米醋拌匀,置坛中密闭 2~3 天。

二、附子

附子为毛茛科植物乌头 *Aconitum carmichaelii* Debx. 的子根的加工品,具有回阳救逆、补火助阳、散寒止痛的功效,可用于治疗亡阳虚脱、肢冷脉微、心阳不足等证,为"回阳救逆的第一良药"。2020年版《中国药典》中收录的附子炮制品有盐附子、黑顺片、白附片。附子是建昌帮中具有代表性的一味中药,通过采用煨制、蒸制、炒制及烤制法,制备出适用于不同临床需求的阴附片、阳附片、淡附片和煨附子。其中煨附子工艺之复杂、疗效之独特,使其在炮制各帮派中独具一格。附子中含有的乌头碱成分对心脏、血压、心率都有广泛的影响,中毒后可出现流涎、恶心、呕吐等,《中国药典》中规定附子中双酯型生物碱含量不得超过 0.01%。尽管附子的炮制方法不尽相同,但都以降低双酯型生物碱为目的,达到减毒的作用。

(一) 阴附片

制备方法:选取盐附子倒入桶中,加入清水,每日换水,漂洗至口尝微咸为度,取出晾干。置容器内,加入一定量的生姜汁,拌匀闷润至透心,取出。入木甑内,待锅中水沸,隔水坐锅,连续蒸数小时,至药材熟透,口尝无或微有麻舌感时,取出。摊晾至七成干,切成薄片,晾晒至干,即得(图 5-1)。

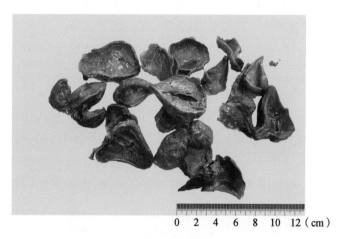

0　2　4　6　8　10　12（cm）

图 5-1　阴附片

(二) 阳附片

制备方法:将盐附子用清水搅拌洗净,刮掉外皮,切厚片,置容器内,加入清水,漂至口尝味淡为度,晾至全干。取净砂放入锅内,用武火炒至流利状态时倒入药片,不断翻炒至药片断面鼓起,变黄色时,取出,筛去灰屑,摊凉即得(图5-2)。

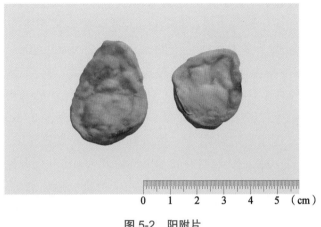

图5-2 阳附片

(三) 淡附片

建昌帮淡附片是以米泔水进行炮制的。制备方法:取盐附子用清水洗净,用瓷片刮去外皮,漂5~7天(夏秋约5天,冬春约7天),每日换水2~3次(春秋3次,冬春2次),漂后取出洗净,沥干表面水分,刨薄片,用米泔水漂1天,换清水再漂1天,至口尝味淡为度。将瓦缸倒扣,内部加热,取湿润的薄附片贴于缸面,单面贴烤,待附片七八成干、翘起脱落时收集。将收集的附片用硫黄密闭熏约3小时,取出晾干,筛去灰屑,即得(图5-3)。

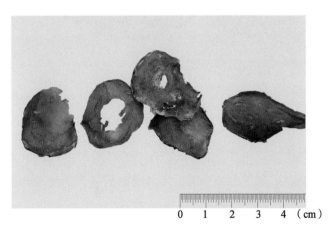

图5-3 淡附片

(四) 煨附子

制备方法:取大个生盐附子(又称特级超雄)入缸中清水漂浸 3~10 天(根据传统经验,一般春季 3 天、夏季 4 天、秋季 7 天、冬季 10 天)。每天换水 2~3 次,捞出摊晾半天,然后在室内选一避风防火处,再用砖石砌一围圈(应根据附子多少而决定围圈大小),高 2 尺(60~70cm)。取适量谷壳灰或柴灰筛净杂质平铺地面,再将附子放入逐个站立,或头尾交错压紧,至没有空隙(不能重叠)。1kg 附子加鲜生姜 120g,切薄片平铺于附子上面,再加盖二层牛胶纸或草纸。要求盖严,再平铺 2~3cm 厚净灰,灰一定要盖平,否则易烧坏附子。然后放稻草等易燃物于灰上,再倒入干燥的谷壳(每 100kg 附子加谷壳 80kg)后发火(其点火方法传统经验又分 3 种,即八卦、梅花、格子火)。待谷壳全部烧完后再摊晾 1 天,取出附子筛去灰屑,再入木甑清蒸 12 小时,取出后晒至全干,需用开水泡润切薄片(饮片要求:以断面有微孔,呈角质,黄黑色,透明,光亮为佳),晾晒干即得(图 5-4)。

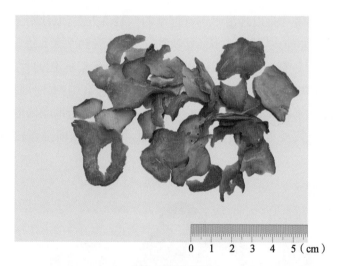

0 1 2 3 4 5(cm)

图 5-4 煨附片

由于国家政策及生产实际等情况,仅《江西省中药饮片炮制规范》(2008 年版)中收载附子煨制方法;又因煨制法生产工艺难以控制,极其考验药工的经验,煨制附子也无厂家生产,使得颇具特色的建昌帮附子炮制技术名存实亡,实为建昌帮传统中药炮制技术及中医临床用药的损失。

三、天麻

天麻是兰科植物天麻 *Gastrodia elata* Bl. 的干燥块茎,具有息风止痉、平抑肝阳、祛风通络的功效,可用于小儿惊风、癫痫抽搐、破伤风等,为治疗偏头痛的要药。天麻的主要炮制品有蒸天麻、酒天麻、姜天麻,其中姜天麻在广东、广西、江西、云南省炮制规范中均有收录。姜天麻也是建昌帮特色炮制品种之一。

制备方法:用姜汁拌匀天麻,润透(约 18 小时),蒸至无白心,切为薄片(图 5-5),50℃烘干,每 100kg 天麻用 20kg 生姜。由于生姜具有发表散寒、温中止呕的功效,具有健胃、抗胃溃疡、改善微循环、保肝利胆和抗氧化等活性,因此能够增强天麻镇静止痛、抗眩晕、止呕的作用。

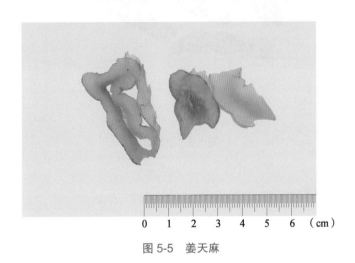

图 5-5　姜天麻

四、地黄

地黄是玄参科植物地黄 *Rehmannia glutinosa* Libosch. 的新鲜或干燥块根。地黄的功效与其炮制方法密切相关:鲜地黄长于清热生津,凉血止血;生地黄清热凉血,养阴生津;熟地黄偏于补血滋阴,益精填髓;干地黄滋阴养血。地黄的主要炮制品有熟地黄、生地炭和熟地炭。建昌帮采用炆法炮制地黄,是炆法中颇具代表性的中药。

制备方法:取生地黄,除去杂质,大小分档,洗净,润透;放入炆药罐内,加水,上盖;将炆药罐移至围灶内,周围堆满干糠,点火,炆一段时间后往炆药罐内加入砂仁、陈皮末并拌匀,再炆至糠尽灰冷、药熟汁尽;取出炆好的药物,晒至半干后,用黄酒拌匀,闷润;置于木甑内蒸后,取出,晒至半干时,切厚片,干燥(图5-6)。每100kg生地黄,用砂仁、陈皮末各1.5kg,黄酒20kg。炆地黄是建昌帮特色炮制品种,具有"气味纯真而独厚,补血而不凝滞"的独特品质,在南方药界享有很高声誉。

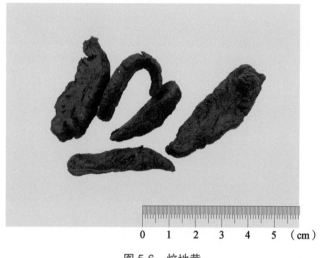

图 5-6　炆地黄

五、黄精

黄精是百合科植物滇黄精 *Polygonatum kingianum* Coll. et Hemsl.、黄精 *Polygonatum sibiricum* Red. 或多花黄精 *Polygonatum cyrtonema* Hua 的干燥根茎,具有补气养阴、健脾、润肺、益肾的功效,可用于脾胃气虚、体倦乏力、胃阴不足等。黄精的主要炮制品为酒黄精和蒸黄精,除此之外建昌帮法还有炆黄精。

制备方法:将黄精浸泡后沥干,放入炆药坛中加入清水,将坛移至围灶内,坛底两边用砖架起,坛底放适量稻草、木炭,四周放干糠,点燃后炆制1天,密闭闷1夜,至黄精熟透滋润,仅存少量药汁时取出晒干;用黄酒拌匀浸润1天,吸进酒汁;再隔水蒸4~6小时,停火闷1夜,转黑色时晒干即得(图5-7)。

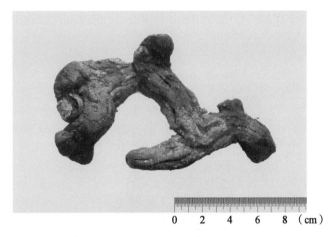

0　2　4　6　8（cm）

图 5-7　炆黄精

六、白术

白术是菊科植物白术 *Atractylodes macrocephala* Koidz. 的干燥根茎，具有健脾益气、燥湿利水、止汗、安胎的功效，可用于脾虚食少、腹胀泄泻等。2020 年版《中国药典》收录的白术炮制品有麸炒白术，2005 年版《中国药典》中还曾收录土炒白术，建昌帮法有漂白术、蜜糠炒白术。

（一）漂白术

制备方法：将净白术片用清水浸泡漂 2 天，去掉酱油色的水，再用米泔水漂 1 天至白色，取出晒干即得。

（二）蜜糠炒白术

制备方法：先用武火将锅底烧至微红，倒入一定量蜜糠，快速翻炒至冒青烟时，用炒药铲将蜜糠铺平锅底，并向周围铺开；立即倒入漂白术饮片，用周围的蜜糠覆盖药材，或盖上锅盖，密闭 20~30 秒，立即揭开锅盖，快速抢火翻炒至药片转微黄或黄色，迅速出锅。筛去蜜糠及灰屑，趁热入容器内密闭，待转橘黄色时，即可（图 5-8）。

七、山药

山药是薯蓣科植物薯蓣 *Dioscorea opposita* Thunb. 的干燥根茎，具有补脾养胃、生津益肺、补肾涩精的功效，可用于脾虚食少、久泻不止、白带过多等。山药的炮制方法有清炒山药、土炒山药和麸炒山药,建昌帮法采用蜜糠进行炮制。

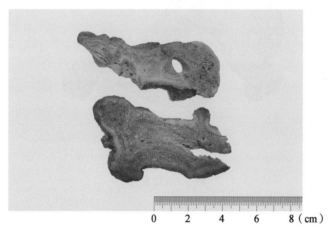

图 5-8　蜜糠炒白术

制备方法:先将蜜糠撒入热锅中,均匀铺开,加入山药片并使蜜糠将其完全覆盖,盖上锅盖,密闭半分钟后揭盖,快速翻炒 3~5 分钟,至药片呈淡黄色时迅速取出,筛去蜜糠及灰屑,趁热入容器内密闭,待转为金黄色取出,即得(图5-9)。与麸炒山药相比,蜜糠制山药香气更浓且颜色更艳。经建昌帮法炮制的山药中多糖成分含量的增加高于其他炮制

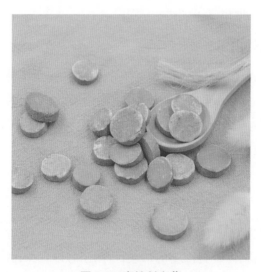

图 5-9　蜜糠制山药

方法,可能与辅料谷糠使山药均匀受热,质地变得更疏松,从而有利于山药多糖的溶出有关。现代研究表明,山药多糖具有增强免疫力、降血糖、降血脂、抗氧化、抗衰老、抗肿瘤等药理作用。

八、枳壳

枳壳是芸香科植物酸橙 *Citrus aurantium* L. 及其栽培变种的干燥未成熟果实,具有理气宽中、行滞消胀的功效,可用于胸胁气滞、胀满疼痛、食积不化等。《中国药典》收录的炮制方法是麸炒,建昌帮法则以蜜麸为辅料进行炮制。

蜜麸炒枳壳的制备方法是将枳壳加热水浸泡 5~10 分钟,沥干,用湿麻布闷润 1 天,润软后挖去内瓤,用铁锚压扁,再上木架定形,晒 2~3 天,至表皮水分干燥后横切成“人字片”,再晒至全干。再将炒制容器加热,取蜜麸撒于锅内,待浓白烟起,加入晒干的枳壳片,快速翻炒 1~2 分钟,炒至淡黄色时快速取出,筛去焦麸皮,入容器内密闭转黄色,即得(图 5-10)。“人字片”又称“中厚片”,片厚 1.1~2mm,是建昌帮法中另一特色,造型美观,适用于质地疏松、柔软、易出味的药材。

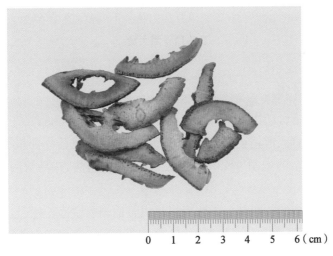

图 5-10 炒枳壳

九、大黄

大黄是蓼科植物掌叶大黄 *Rheum palmatum* L.、唐古特大黄 *Rheum tanguticum* Maxim. ex Balf. 或药用大黄 *Rheum officinale* Baill. 的干燥根和

根茎,具有泻下攻积、清热泻火、凉血解毒、逐瘀通经、利湿退黄的功效。大黄的常见炮制品有酒大黄、熟大黄和大黄炭。建昌帮酒大黄采用南城所产麻姑酒进行炮制,可用于治疗目赤咽肿、牙龈肿痛。

制备方法:取大黄原药材 1kg,筛去灰屑,用清水抢水洗净,大段者切块,大块者切开,使大小段均匀,大小分档,至容器内,加入 150g 的麻姑酒,闷润 2~3 天,取出,切 1~2mm 横薄片,晾晒至干,筛去灰屑,即得(图 5-11)。

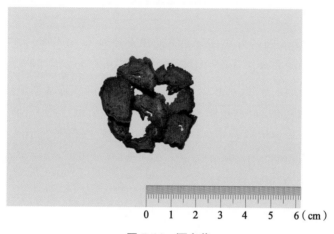

0　1　2　3　4　5　6(cm)

图 5-11　酒大黄

十、鸡内金

鸡内金是雉科动物家鸡 *Gallus gallus domesticus* Brisson 的干燥砂囊内壁,具有健胃消食、涩精止遗、通淋化石的功效,可用于治疗食积不消、呕吐泻痢等。鸡内金的炮制方法有清炒法、烫法和醋制法,建昌帮法常采用砂炒法。

砂炒鸡内金的一般制备方法为将鸡内金原药材洗净干燥,然后大小分档,分别投入炒至滑利、容易翻动的砂中,不断翻动,至发泡卷曲取出,筛去砂即成(图 5-12)。建昌帮法在炒鸡内金前先将鸡内金切制成 0.5cm × 1cm 左右的方块,且不要求卷曲。方法虽大致相同,但由于在炒制前对鸡内金进行切制,片块大小相差不大,因此在炒制过程中避免了大小不等而产生炒制不均匀的问题,同时消除由于块大受卷致使受热不均匀的现象,又便于临床调配,使用时不需要敲成碎块即可应用,也能够避免在运输中因卷曲压成碎末影响药物使用。

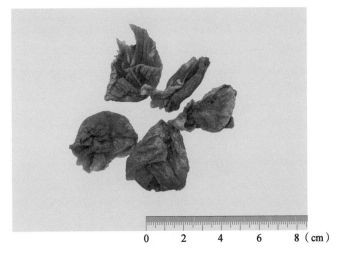

图 5-12　砂炒鸡内金

十一、栀子

栀子为茜草科植物栀子 *Gardenia jasminoides* Ellis 的干燥成熟果实,具有泻火除烦、清热利湿、凉血解毒,外用消肿止痛的功效,可用于热病心烦、湿热黄疸,外治扭挫伤痛等。栀子常用的炮制品有炒栀子、焦栀子、栀子炭等。《中国药典》中将栀子整个入药,采用油砂进行炒制得栀子炭,而建昌帮法中栀子炮制品种较多,既有带皮入药的栀子炭,又有单独的栀仁处方,不仅保证了药效,又避免了栀子资源的损失。

建昌帮栀子炭炮制方法:取生干栀子,挑选分档;另取适量净白中砂(砂与入锅药材的重量比为 2∶1),入锅内武火炒至烘热或轻松流利时,倒入干燥净栀子,转文火不断翻炒至药材表面焦黑色,内为老黄色,存性时取出。入窄口瓶内密封 1 天取出,筛去灰屑;或出锅筛去砂屑后立即倒干净石板上摊凉,筛去灰屑即得(图 5-13)。

十二、柴胡

柴胡是伞形科植物柴胡 *Bupleurum chinense* DC. 或狭叶柴胡 *Bupleurum scorzonerifolium* Willd. 的干燥根,具有疏散退热、疏肝解郁、升举阳气的功效,可用于感冒发热、寒热往来等。柴胡常用的炮制品有酒柴胡、醋柴胡。鳖血柴胡饮片为建昌帮特色炮制品,江西、上海、浙江等地方炮制标准均有收载,至今仍用于临床。

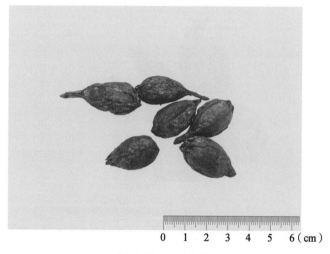

图 5-13　栀子炭

　　炮制方法:将鲜鳖血与黄酒拌匀后,倒入净制的生柴胡片中,拌匀,用麻布遮盖,闷润 1~2 小时,取出晾干。取一定量的预制蜜麸,倒入热锅内,用武火快速翻炒至热,将麸铺平过底,并向四周铺开,立即倒入鳖血柴胡片,快速不断地翻炒 1~2 分钟,至柴胡变淡黄色时,立即出锅,筛去麦麸及灰屑即得(柴胡∶鳖血∶黄酒 =20∶1∶1)(图 5-14)。

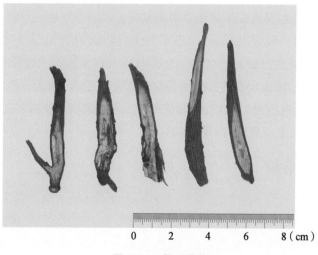

图 5-14　鳖血柴胡

十三、防风

防风是伞形科植物防风 *Saposhnikovia divaricata*（Turcz.）Schischk. 的干燥根,具有祛风解表、胜湿止痛、止痉的功效,可用于治疗感冒头痛、风湿痹痛、风疹瘙痒等。防风为建昌帮法切制中颇具代表性的药材,有"防风飞上天"之说,体现了建昌帮法饮片"薄"的特点,片型美观,而且由于饮片极薄,增大了与溶剂的接触面积,能增加有效成分的溶出,增强药效(图 5-15)。

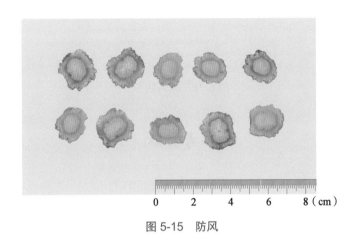

图 5-15　防风

十四、马钱子

马钱子为马钱科植物马钱 *Strychnos nux-vomica* L. 的干燥成熟种子,具有通络止痛、散结消肿的功效,用于跌打损伤、骨折肿痛、风湿顽痹、麻木瘫痪、痈疽疮毒、咽喉肿痛。与其他炮制法用甘草汁、姜汁制不同,建昌帮常用童便制马钱子。

制备方法:将马钱子药材去净杂质,倒入药罐内,加入童便,没过药面7~10cm,加盖放置 49 天后取出;用清水搅拌冲洗净尿汁,再入容器内加入清水,水没过药面 10~17cm 漂 3~5 天,取出,用碎瓷片刮去茸毛,切薄片,晒至全干。取一定量的净白砂(药材与砂的重量比为 1∶10)。白砂入锅后用武火炒至烘热或轻松流利,倒入马钱片,转文火不断翻炒至表面鼓起,转棕褐色时迅速出锅,用铁丝筛筛去砂及灰屑,摊凉,或再碾细末,即得。由于童便制得的马钱子略有异味,加之新鲜童便不易得,故此法已不多用(图 5-16)。

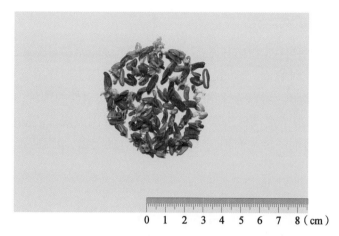

图 5-16　制马钱子

◇ 参考文献 ◇

[1] 梅开丰,张祯祥.建昌帮中药传统炮制法[M].北京:人民卫生出版社,
     2022.

[2] 符颖.不同区域中药炮制特色技术探讨[J].内蒙古中医药,2017,36
     (20):82-83.

[3] 童恒力,钟凌云.蜜麸炒炮制法研究概述[J].时珍国医国药,2017,
     28(7):1725-1727.

[4] 张金莲,曾昭君,潘旭兰,等.砻糠在建昌帮中药炮制中的应用[J].中
     草药,2013,44(21):3092-3094.

[5] 王文凯,张正,翁萍,等.建昌帮米泔水漂苍术工艺研究[J].时珍国医
     国药,2015,26(9):2157-2159.

[6] 张钰祺,龚千锋.米泔水在中药炮制中的古今应用研究[J].江西中医
     药,2011,42(4):64-66.

[7] 曾宇.中国特色酒收藏投资指南[M].南昌:江西科学技术出版社,
     2013.

[8] 朱世英,季家宏.中国酒文化辞典[M].黄山:黄山书社,1990.

[9] 谭柳萍,杨柯,曾春晖.马钱子现代炮制方法的研究进展[J].中国现代
     中药,2018,20(7):906-909,914.

[10] 梁国嫔,蔡萍,黄莉.“建昌帮”四制香附与生品香附挥发油成分的差异分析 [J].世界最新医学信息文摘,2018,18(99):5-7.

[11] 王小平,胡志方,肖小梅,等.江西建昌帮不同附子炮制品中 6 种酯型生物碱的含量比较研究 [J].时珍国医国药,2016,27(7):1622-1624.

[12] 陆平,金镭,贾彩虹,等.江西建昌帮姜天麻与其他炮制品中天麻素的含量差异 [J].中国医药导报,2018,15(4):27-30.

第六章

建昌帮炮制技术的现代研究

建昌帮从东晋起源开始,经历了宋元的兴旺,明清的鼎盛,抗日战争时期的衰落,其中药文化依然传承至今,足以证明其文化底蕴之深厚。随着中医药发展上升为国家战略,建昌帮的复兴迎来了良好的政策环境,近年来,建昌帮在政府的支持下,高校、企业等团体的推动下,充分利用当地丰富的中药材资源,将自身的工艺特色与现代先进科技相结合,在科研、生产和贸易方面取得了一定的成绩。建昌帮对滋补类药物采用炆法炮制极具特色,而对毒性药物附子、川乌的炮制更是别具一格,充分体现了中药炮制减毒增效的理念。

第一节 炆 法

炆法是建昌帮颇具特色的炮制方法,建昌帮糠炆制药材主要有炆熟地黄、炆何首乌、炆黄精、炆远志、炆巴戟天等。其中炆熟地黄、炆何首乌、炆远志可增强其滋补之力;炆黄精可去其副作用,使药材味厚气香,增强补脾益肾之力,同时加酒则补而不腻,并增强补中气、强筋骨之力;炆巴戟天可增强其温补之力,而不燥水之妙。

研究表明,建昌帮炆熟地黄与炖制地黄、蒸制地黄的指纹图谱差异明显,聚类分析的结果也显示炖制与蒸制地黄为一类,而建昌帮炆熟地黄为另一类。结合现代药理学研究,炆熟地黄具有的独特作用,主要是因为地黄在炆制过程中加入的黄酒、陈皮、砂仁等辅料有利于地黄中水苏糖、棉子糖等难消化的低聚糖向单糖转化,而果糖、葡萄糖又具有直接供给热能、补充体液及营养全身的补益功效;另外,炆熟地黄中多糖和钾、铁、锌、锰等微量元素的含量高于《中国药典》法炮制品。炆黄精不仅能够祛除黄精的麻味,减轻对咽喉的刺激,还能够使寡糖转化为单糖或双糖,增加其补益的作用。

宋金菊等对建昌帮炆制药材进行了考证和梳理,禹余粮、地黄、陈皮、槟榔、鹿角、龟甲、川牛膝等药材均有炆制的历史。《建昌帮中药传统炮制法》收载 5 味炆药,分别是炆熟地黄、炆远志、炆黄精、炆何首乌和炆巴戟天,《江西省中药饮片炮制规范》(2008 年版)仅收载了前 4 味。张涛等采用 HS-GC-MS 方法考察了建昌帮炆法对何首乌气味形成的影响,研究发现炆何首乌的颜色最深,其 2- 甲基 -2- 丁烯醛、糠醛等主要"香味"成分的含量最高。常亮等采用 HPLC 和 GC-MS 对炆黄精和蒸黄精进行了对比研究,发现炆黄精的 5- 羟甲基糠醛含量高于蒸黄精。胡律江等研究了建昌帮炆地黄的 HPLC 指纹图谱质量控制技术,选用炆地黄必需的辅料陈皮指标成分陈皮苷、地黄指标成分毛蕊花糖苷等 13 个共有指纹峰建立指纹图谱。高慧等采用 UPLC-LTQ-Orbitrap MS 技术对远志炮制前后的化学成分进行分析,发现使用不同方法炮制的远志中皂苷类、寡糖酯类含量存在明显差异,建昌帮法炮制的炆远志,其叶中远志皂苷的含量增加,且明显高于普通的制远志。

第二节 姜 制

建昌帮认为姜制天麻可以借助姜疏散风寒、温中止呕的功效,增强天麻祛痰息风、定眩止痛之功。天麻中含有生物碱类成分,具有麻味,采用生姜汁炮制能够消除天麻的麻味,同时可以增强消风化痰的功效。周莉莉等以天麻的活性成分天麻素、天麻苷元、对羟基苯甲酸、巴利森苷类成分作为指标,优选了建昌帮姜制天麻的炮制工艺,并进一步对姜天麻的提取工艺进行了优化研究。有研究对姜天麻不同提取部位成分进行了分析,发现天麻姜制前后成分的含量和性质均发生了变化,其中一部位姜制后出现 3 个新特征峰。此外,生姜中富含挥发油,可以改善血液流变学指标,能够改善因血管痉挛引起的偏头痛症状;而天麻又为偏头痛要药,姜天麻对硝酸甘油所致小鼠偏头痛的治疗效果也优于生天麻,可能是通过降低一氧化氮(NO)、降钙素基因相关肽(CGRP)和提高内皮素(ET)、多巴胺(DA)、5- 羟色胺(5-HT)的含量来实现。对《中国药典》的控制指标之一天麻素的含量进行测定,结果表明姜天麻的天麻素含量高于生天麻,且姜天麻能够使小鼠的小胶质细胞增多,改善脑组织微环境,保护神经元。

第三节 蜜糠制

蜜糠为江西建昌帮所独有的特色炮制辅料,即用谷糠和炼蜜两种炮制辅料共同制备而成,含黄酮类、挥发油及脂溶性等成分,蜜糠制饮片的健脾矫味功能更强。邓怡芳等对蜜糠制中药饮片进行了研究,发现蜜糠制中药饮片化合物种类有所增加,蜜糠制白术、山药、白芍、黄芪、党参等补益功能更强。郑燕枝等比较了建昌帮蜜糠炮制和《中国药典》法炮制的山药饮片中多糖含量差异,发现建昌帮蜜糠炮制的山药多糖含量高于《中国药典》法炮制品和生品。邹红等对山药、白芍、白术的蜜糠制法进行了优化研究,分别选择尿囊素、芍药苷和芍药内酯苷、白术内酯Ⅰ和白术内酯Ⅲ作为指标进行筛选,通过星点设计-效应面法优选出了3种饮片最佳工艺,同时总结了蜜糠制法的共性特点与操作。张金莲等对比了生白术、清炒白术、麸炒白术、蜜麸炒白术、糠炒白术和蜜糠炒白术中白术内酯Ⅰ、Ⅱ、Ⅲ的含量差异,发现虽然炮制可以提高白术内酯Ⅰ、Ⅱ、Ⅲ的含量,但以建昌帮蜜糠炒白术提升最高,可能是由于蜜糠炒制时受热面积大、受热均匀,导致苍术酮更易转化为白术内酯。白术内酯具有调节肠道功能、抗炎、抗肿瘤等作用。

第四节 米泔水制

米泔水是建昌帮炮制常用的液体辅料,为淘米时第二次滗出的混浊泔水,传统方法以糯米泔水为佳,常用于炮制白术、苍术等。米泔水能够吸附白术挥发油,减少挥发油对胃肠道的刺激。龚鹏飞等对米泔水炮制苍术进行了现代工艺参数研究,以其中 β-桉叶醇、苍术素以及苍术酮的含量作为指标,通过星点设计-效应面法设计实验,对米泔水用量、漂洗时间以及漂洗温度等主要影响因素进行研究,研究表明:在米泔用量为 7.28 倍、漂洗时间 72h、漂洗温度 20℃条件下能炮制出质量更为优异的苍术饮片,这也为米泔水漂苍术的炮制工艺研究提供了现代研究依据。

第五节　麻姑酒制

麻姑酒是建昌帮的特色辅料之一。与《中国药典》方法相比,使用建昌帮法炮制的大黄中总蒽醌含量较高,这可能是因为建昌帮法酒大黄用麻姑酒长时间保温润制,切成薄片,且没有高温炒制的过程,故药材中总蒽醌破坏较少,游离蒽醌也随之增加,能够缓解大黄的泻下作用。

第六节　麸　　炒

枳壳经过麸炒后,果皮组织变得疏松、油室破裂,提高了有效成分挥发油、黄酮的溶出率;麦麸本身也含有少量的挥发油成分,又能够在与枳壳共热下带走一些挥发油成分,导致不同炮制方法对枳壳挥发油含量的构成也有影响。

第七节　鳖　血　制

与其他炮制方法相比,鳖血柴胡中柴胡皂苷 a 和柴胡皂苷 d 的含量降低,氨基酸、挥发油、多糖的构成比例也有所变化,这可能是鳖血柴胡增强清肝退热功效、治久疟的物质基础。

第八节　其他特殊制法

一、四制香附

建昌帮四制香附,即用酒、姜、醋、盐四种辅料对香附进行联合炮制(现代也常用米泔水浸泡作为预处理),有研究显示该法药材与辅料成分融合,虽然炮制后挥发油总量降低,但特定成分挥发油相对比例升高。建昌帮法炮制的四制香附中挥发油及其他化合物种类较醋制香附、生香附多,α-香附酮含量也高于其他品种,且四制香附及其石油醚部位抑制子宫平滑肌收缩的作用均优于醋制香附和生香附,这主要是由于四制香附中含有的豆甾醇、胡萝卜苷、大黄素甲醚和十六烷酸起主要作用。梁国嫔等的研究发现,生品香附挥发油主成分总量为 64.435%,α-香附酮相对峰面积为 17.905%；四制香附挥发油主成分总量为 71.632%，α- 香附酮相对峰面积为 30.455%。胡律江团队用系统溶剂提取法对香附进行分部位提取，从在体、离体和血液流变学 3 个层面对其活性成分进行测定，证实了其治疗痛经的主要有效部位为石油醚部位。

二、阴阳附片

附子有回阳救逆等功效，是常用的有毒中药材，其入药需通过炮制存性减毒。建昌帮炮制附子是在盐附子的基础上进一步加工成煨附片。邓亚羚等研究了煨附片对番泻叶等引起的 SD 大鼠胃肠运动缓慢的症状治疗效果，发现煨附片可以有效改善脾肾阳虚大鼠的胃肠功能。侯春久研究了煨附子炮制前后单酯型生物碱含量变化，表明煨制技术能显著提高单酯型生物碱的含量，体现了建昌帮炮制工艺"存效"的特性。叶先文等用 UPLC-Q-TOF-MS/MS 研究了煨附子成分变化，利用变量重要性投影得到 44 个煨附片炮制前后潜在的差异性化合物。

此外，建昌帮炮制通过姜汁蒸制和砂炒制后分别得到阴附片和阳附片，钟凌云等的研究认为阴、阳附片的成分发生了不同变化，通过不同蛋白通路，形成不同成分作用靶点以及不同的协同作用，从而发挥针对男女性别差异的药效作用。该课题组采用小鼠灌胃大黄造成的阳虚模型，对阴、阳附片药理学作用进行了研究，发现无论是雌性还是雄性小鼠，阳附片对阳虚证的改善效果都极为显著，该研究也可以作为不同炮制工艺药效不同的例证。王小平等对建昌帮煨附子、淡附子、阴附子、阳附子四种炮制品的生物碱含量进行了测定，发现不同炮制方法生物碱的比例与含量不同，其中煨附子和阳附子总酯型生物碱含量高于阴附子和淡附子。阴、阳附片中成分含量具有明显差异，阳附片中乌头碱含量较低，而阴附片的成分更多，这符合建昌帮中"阴附片以女性使用为主，阳附片以男性使用为主"的用药习惯。

三、川乌

叶协滔等对蒸制川乌、《中国药典》法煮制川乌、建昌帮法制川乌、樟树帮法制川乌及生川乌的抗痛风性关节炎及心脏毒性作用进行了研究，发现生川乌与制川乌均有一定的抗炎效果，但是建昌帮和樟树帮法制川乌的心脏毒性较弱。

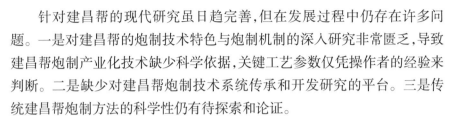

第九节 建昌帮发展存在的问题

针对建昌帮的现代研究虽日趋完善,但在发展过程中仍存在许多问题。一是对建昌帮的炮制技术特色与炮制机制的深入研究非常匮乏,导致建昌帮炮制产业化技术缺少科学依据,关键工艺参数仅凭操作者的经验来判断。二是缺少对建昌帮炮制技术系统传承和开发研究的平台。三是传统建昌帮炮制方法的科学性仍有待探索和论证。

梳理现有的传统建昌帮炮制现代机制研究,可大致分为临床药理研究、炮制工艺和辅料研究、成分研究。临床药理方面,现代研究表明经由建昌帮炮制过的中药具有良好的临床疗效。张霞等研究了天麻在炮制前后对硝酸甘油诱导的大鼠偏头痛的影响,表明天麻经建昌帮法姜制后对大鼠偏头痛改善作用增加。胡律江等研究建昌帮四制香附对小鼠痛经模型的影响,结果表明:建昌帮四制香附的镇痛作用优于生香附,且四制香附的石油醚、乙酸乙酯部位也是治疗痛经的有效部位。

从炮制工艺及辅料研究来看,现代研究多以指标分析、正交试验、对比研究等进行炮制辅料和炮制工艺的现代化诠释。工艺方面,大多通过实验设计,探索如何将辅料和中药材的加工融合以发挥出最优药效。从辅料角度,张金莲、王文凯、邹红、胡志方、李洋等分别对建昌帮特色辅料糠、米泔水、蜜糠、砻糠、米酒等进行了质量标准及现代作用机制的探索。建昌帮的辅料取之于日常饮食之便,极大地体现了药食同源的理念。

从成分研究来看,不同研究者对不同种类的中药炮制品进行了个性化分析。梁国嫔等对建昌帮的四制香附和未炮制的香附进行了挥发油成分的对比探索,结果表明四制香附中提取的挥发油种类比生品香附多20余种,且主成分挥发油的得率更高,这从现代化指标分析角度确证了中药炮制在"增效"方面的本质原理。

上述现代研究虽在传统建昌帮炮制方法研究方面进行了努力探索,但仍存在以下问题:一是化学成分研究,仅将中药里的单一成分作为炮制前后定性定量指标,不能反映中药炮制的全部意义;二是研究化学成分变化的同时,不能够结合药效试验、毒理试验等综合评价炮制前后的效果;三是药理研究方面,对传统炮制品的临床应用分析缺乏科学、合理的实验设计,没有注重结合中药作用的整体性与系统性。

有关建昌帮的传承,同样存在以下两个问题:一是在炮制技术不断发展进步的同时,未注重对具有建昌帮炮制特色的技术进行全面整理和发掘,造成部分传统建昌帮炮制特色技术因一批老药工的相继离世而濒临失传的境地。二是部分传统"建昌帮"炮制特色技术仍然停留于原貌,没有应用现代科技手段,相应的设备未能充分满足炮制工艺的条件,缺乏产业化关联技术的规范。其主要体现在目前建昌帮饮片产业化存在自动化程度不高、炮制辅料缺乏统一标准等问题,由此导致各地采用的炮制方法各异,难以实现统一的质量控制,因此也无法满足国内外的炮制技术标准,进而影响了建昌帮特色饮片在国内外市场的流通。

江西省自古以来就是拥有丰富中药资源和悠久中药历史的大省,中药产业已成为江西省六大新型战略产业之一,以及环鄱阳湖生态经济区十大产业之一。优质、标准化、可流通的现代中药饮片是南城县现代中药发展的重要目标。以名扬海内外的建昌帮中药饮片炮制加工技术为基础,运用先进的设备、技术、改进炮制工艺,研究传统建昌帮炮制技术机制及产业化关联技术,将为江西省饮片企业提升更大的市场竞争力。

◈ 参考文献 ◈

[1] 宋金菊,钟凌云,解杨,等.中药特色炮制炆法的历史考证与现代研究 [J].中成药,2021,43(11):3108-3112.

[2] 张涛,邓亚羚,陈西勇,等.基于 HS-GC-MS 考察建昌帮炆法对何首乌气味形成的影响[J].中国实验方剂学杂志,2022,28(14):134-141.

[3] 常亮,陈珍珍,王栋,等.HPLC 和 GC-MS 法测定三种黄精炮制过程中 5-羟甲基糠醛的含量[J].中国药师,2015(3):387-390.

[4] 胡律江,胡志方,王小平,等.江西建昌帮炆熟地黄的 HPLC 指纹图谱[J].中国实验方剂学杂志,2015,21(23):33-36.

[5] 高慧,熊晓莉,张青,等.基于 UPLC-LTQ-Orbitrap MS 技术分析远志炮制前后成分变化[J].中药新药与临床药理,2021,32(12):1845-

1854.

[6] 周莉莉,张霞,彭巧珍,等.基于多指标-响应曲面法优选"建昌帮"姜天麻提取工艺 [J].中南药学,2021,19(12):2530-2535.

[7] 叶喜德,彭巧珍,李旭冉,等.正交设计法优选建昌帮姜制天麻炮制工艺研究 [J].时珍国医国药,2018,29(2):347-349.

[8] 李清,谢宇璐,许攀,等.基于溶剂法研究建昌帮姜天麻不同部位主成分差异 [J].南昌工程学院学报,2020,39(4):90-95.

[9] 张霞,高慧,阿丽牙·阿布来提,等.江西"建昌帮"姜天麻对硝酸甘油诱导的大鼠偏头痛的作用 [J].中药新药与临床药理,2020,31(8):887-891.

[10] 邓怡芳,祝婧,钟凌云,等.建昌帮特色辅料蜜糠的应用现状及研究进展 [J].江西中医药大学学报,2021,33(6):116-119.

[11] 郑燕枝,谢明,吴火生.建昌帮和中国药典法炮制的山药中多糖含量比较 [J].安徽农业科学,2018,46(22):159-161.

[12] 邹红,童恒力,孟振豪,等.建昌帮特色辅料蜜糠制药的工艺研究 [J].时珍国医国药,2017,28(11):2662-2666.

[13] 张金莲,谢日健,刘明贵,等.不同炮制方法对白术中白术内酯Ⅰ,Ⅱ,Ⅲ含量的影响 [J].中国实验方剂学杂志,2016,22(21):15-18.

[14] 龚鹏飞,于欢,龚千锋,等.效应面法优选建昌帮米泔水漂苍术炮制工艺 [J].江西中医药大学学报,2018,30(3):56-59.

[15] 刘聪,王丽霞,杨晓芸,等.四制香附炮制前后 UPLC 指纹图谱比较及指标成分含量测定 [J].中国实验方剂学杂志,2021,27(15):76-82.

[16] 梁国嫔,蔡萍,黄莉."建昌帮"四制香附与生品香附挥发油成分的差异分析 [J].世界最新医学信息文摘,2018,18(99):5-7.

[17] 邓亚羚,夏澜婷,张金莲,等."建昌帮"传统特色炮制煨附片对脾肾阳虚大鼠胃肠功能的影响 [J].时珍国医国药,2021,32(12):2913-2916.

[18] 侯春久,曹婧,周铁文,等.建昌帮煨附子炮制前后单酯型生物碱的含量变化研究 [J].中国中医药现代远程教育,2021,19(20):155-157.

[19] 钟凌云,童恒力,杨明,等.传统炮制技术与现代系统科学整合:建昌帮阴附片、阳附片炮制机制研究思路浅谈 [J].中华中医药杂志,2020,35(4):2069-2073.

［20］ 王小平,胡志方,肖小梅,等.江西建昌帮不同附子炮制品中6种酯型生物碱的含量比较研究［J］.时珍国医国药,2016,27(7):1622-1624.

［21］ 叶协滔,钟凌云,杨明,等.不同炮制方法对川乌抗痛风性关节炎及心脏毒性作用的影响［J］.中国实验方剂学杂志,2021,27(18):121-127.

第七章

建昌帮教育传承与人才培养

　　历史上建昌帮主要有师徒传承和家族传承两种模式,其中以师徒传承关系为主,规矩较为独特严苛。现代建昌帮师徒传承方式得以保留,但更加注重传道授业,少了古时的繁文缛节。为了满足时代发展需求,江西中医药大学、江西中医药高等专科学校、江西省医药学校等教育和科研机构通过多种创新模式,传承培养建昌帮人才与文化。同时,江西省、抚州市、南城县发布系列政策措施,促进建昌帮技艺的传承,为建昌帮传承、中医药产业发展提供了强有力的人才和智力支撑。

第一节　建昌帮传统传承培养方式

　　与许多传统工匠艺人的传承模式类似,古代建昌帮传承关系主要有两种:一为传统师徒传承关系,一为父传子、长传幼的家族传承模式。

　　师徒传承是建昌帮炮制技艺传承的主要模式。学徒作为潜在的传承人,要求能够面面俱到,"杀刨炒制兼站柜,碾药弄饭兼扫地",即除了药店的基本工作,还需要照顾师傅的家庭生活起居。师徒传承摒弃了血缘传承,更有利于发现合适人才,有助于建昌帮的发展壮大。如三元信药栈:廖松龄(1865—1942)→徐谦福(1915—2001)→刘香保(1944年生)→张金莲(1969年生)。但这种传承关系缺乏文字记载,追溯较为困难。

　　家族传承在中医药行业普遍存在,以家业的继承关系为基础,炮制技艺和秘方秘法得以传承,兴盛数百年的老字号药铺多为家族传承。最具代表性的就是传承八代、至今仍在从事药材生意的陶氏:陶玉兰→陶联奎→陶绍猷→陶秉锽→陶振生→陶庆云→陶宗俊→陶志高。

　　与现代教育相比,我国古代师带徒的规矩相当严苛,徒弟不仅学习技艺,还要修炼道德和心性。师傅则是徒弟技艺传授人和道德标准,我国传统文化对老师有"学为人师,行为世范"的要求。

建昌帮师徒传承关系有其独有的规矩。《南城县志》《盱江医学纵横》写道,建昌帮"几百年来自成规矩",各类人员等级严明,分工明确,不得打乱,有"三年徒弟,一年帮做"的规矩,即学习三年,出师后拿薪留店工作一年之后,去留听便。建昌帮曾规定带徒只带南城籍,师徒间口传心授不见书本笔记,各店学徒工人不得串门,见面不得多聊技术秘密等,特色饮片炮制技术是帮内绝技,仅在南城、南丰等地制作,都是为了防止泄露泄密,这些情况在中华人民共和国成立后才得以缓解。

建昌帮的收徒规矩是我国中医药等传统行业传承的一个缩影,其优点是使得包括道德和技艺两方面的知识得以传承,有助于各行帮的发展壮大;但严格的传承体系也限制了行帮的规模,行帮发展相对闭塞,容易导致现在流行的行业"内卷化"。建昌帮的收徒授业方式、帮内的规矩要求等使其保留了较为浓郁的帮派特色,尤其一些独门技法冠绝江南乃至全国,但过多的独门秘法也影响了其规模的扩大和医药的交流融合。

第二节　现当代师承教育

随着中华人民共和国的成立,中医药学科建设体系逐步完善,中医药学教育机构和方式不断丰富与进步。在中医药人才培养上更是兼容并蓄,既建立了与现代教育相匹配的中医药大专院校,开展专业学科教育,同时也保留了师带徒式的传承教育方式,口传身教中医药名家的宝贵经验。现代建昌帮人才培养,对传统要求的各种繁文缛节予以简化,保留了传道授业的主要精髓与规矩。

一、建昌帮当代主要传承人

南城县建昌帮当代主要传承人有张祯祥、刘香保、上官贤等。张祯祥,1936 年 7 月生于江西省南城县,高级中药师,14 岁进入建康药店学习炮制技艺,是建昌帮中药炮制技艺的重要传人,参与编撰《建昌帮中药传统炮制法》,制作 200 多个建昌帮特色饮片标本,使建昌帮中药炮制技艺的传承有了可靠的参照蓝本。刘香保,1944 年 12 月生,江西省南城县人,中药师,建昌帮中药炮制技艺的重要传人,师从"建昌一把刀"徐谦福,在江西中医药大学工作多年,将建昌帮炮制技艺带到中医药大学学堂,让更多中医药专业的学子了解掌握传统技艺,江西中医药大学张金莲教授拜其为师。上官贤,1945年生,中药学徒出身,副主任中药师,1960年拜上官立中为师,学习中药炮制技术,是南城县建昌帮中药炮制技艺的杰出代表和传承人之一,获省、市建昌帮中药炮制科技成果奖2项,主编《建昌帮中药炮制全书》、参编《建昌帮中药传统炮制法》,是江西省非物质文化遗产"建昌帮药业"第七代主要传人,现仍在企业中药炮制一线工作,为企业培养中药炮制后生力量。其弟子吴剑、芮成多次在中药炮制技艺大赛中获奖。

我们通过与现今南城县建昌帮主要传承人交谈,了解到:

刘香保以往收徒、带徒的主要要求有:初中以上学历,跟师学习3年及以上。拜师时有拜师仪式,行拜师礼,方改口称"师父",师父赠语和加勉,宣读收徒帖,同道前辈讲话明确师徒关系。带徒主要课程是中药炮制基本技术,根据炮制品种不同学习不同炮制技艺,包括炮制方法、注意事项、药材功效、动手能力、质量要求、贮藏保管等,能独立炮制中药方可出师。出师时一般是由徒弟向祖师爷行叩拜礼,然后向师父、师母行礼。

上官贤以往收徒、带徒的主要要求有:徒弟只收南城本地男性。一般跟师三年、六年,无固定流程,以边看边学为主,开始主要是杂务工作,慢慢熟悉建刀的使用,经练习学会如何掌握建刀、磨刀,再慢慢切制一些对片形要求比较高的药材;之后学习润药等更为重要的工作。一般打杂、切药等基础工作要持续一年半以上,方可尝试炒制、煅制等难度低一些的炮制工作,得到师父的认可后才会允许参与一些技术难度高、要求高的炮制工作。学习课程主要包括:①炮制工具的使用,如建刀、雷公刨等;②不同炮制方法的学习,如炒、煅、炙、煨、炆、淬、蒸、煮、熬、霜、曲、芽、复制等;③常用300种中药饮片的炮制,一般都是一个一个炮制,掌握基本要点,火候、辅料用量等关键技术要点;④常用饮片药材鉴别;⑤丸、散、膏、丹的制备。同门间会相约每年药王庙会,在师父的带领下一同拜会,祈求来年生意兴隆、万事顺利。

二、南城县现行传承人评选与学徒培养办法

2021年5月,南城县印发《南城县"建昌帮"中药炮制技艺传承人评选(暂行)办法》《"建昌帮"中药炮制技艺传承学徒培养(暂行)办法》,对传承人和学徒培养做了明确的要求,能够促进技艺的传承。

中药炮制技艺传承人评选标准:

1. 户籍为南城县人。

2. 从业时间

(1) 从事"建昌帮"中药炮制工作时间累计 20 年以上(截止时间为 2020 年 12 月 31 日)。

(2) 目前在南城县从事"建昌帮"中药炮制技艺连续工作不少于 2 年,且与本县药企或有关单位签订了劳务合同。

3. 师承记载

(1) 有明确的师承关系记载,即师傅何人、学徒起止时间、地点。

(2) 带徒不少于 3 人,徒弟何人,现在何处工作。

(3) 师承关系原则不少于 2 年。

(4) 有相关师承关系证明材料。

4. 有突出的"建昌帮"中药炮制技艺

(1) 长期从事"建昌帮"中药炮制技艺实践,能熟练掌握其知识和核心技艺。

(2) 能炮制至少 10 种"建昌帮"特色炮制品种。

(3) 有相关炮制成品展示。

5. 社会影响

(1) 爱国敬业,遵纪守法,具有娴熟的中药炮制技艺,德艺双馨。

(2) 在"建昌帮"中药炮制领域被公认具有代表性和影响力。如参加过市级以上相关课题研究、与院校或科研单位有相关科研合作项目、在有关杂志上发表 1 篇以上有关论文(含联合署名)或已评为市级(含市级)以上非遗传承人可优先评选。

6. 南城县"建昌帮"中药炮制技艺传承人评审工作领导小组,由县文广新旅局、中医药产业发展服务中心、卫健委、市场监管局、人社局、财政局有关领导及科室负责人组成。组长由县委常委、组织部部长担任,副组长由分管副县长担任。领导小组下设办公室,办公室设在县文广新旅局,县文广新旅局局长兼任办公室主任,负责评审工作的日常事务与管理。评选通过的人选将获颁证书。

中药炮制技艺传承学徒培养目标是学习并传承"建昌帮"传统炮制工艺技法,培养具有扎实理论功底和实践技能的中药炮制人员,为南城中医药产业发展培养实用技能型人才。学徒学习任务分为理论知识(自学)和实践技能。理论知识包括国家中药士考试大纲内容(涉及中药学、方剂学、中药炮制学、中药鉴定学等)和"建昌帮"文化及工匠精神教育。实践技能有:①中药炮制基本技能,包含净制法、水制法、切制法、炮炙十三法(炒法、炙法、煨法、蒸法、煮法、炆法、熬法、煅法、淬法、曲法、芽法、霜法、复制法)等;②丸、散、膏、丹等剂型制作技能;③"建昌帮"特色品种炮制方法,如枳壳、白术、九蒸九晒黄精、熟地黄、煨附片、陈皮、人参、白芍、法半夏等。学制为两年。

考核分为年度考核和出师考核,年度考核每年度考核一次,学徒工一年撰写学习心得体会不少于三篇,并安排学员每年至少进行一次学习交流;学徒工需遵守教学管理。县中医药产业发展服务中心对学徒工进行不定期抽查,有三次无故不在岗人员,当年考核评定为不合格。

出师考核根据学徒工类型不同有所区别:

(1) 事业编制学徒工出师考核:①理论知识需取得中药士资格证;②实践、技能考核需合格及以上,如实践、技能考核不合格,允许再学徒一年,一年后考核仍不合格者,由用人单位解除聘用合同,取消事业编制。

(2) 学徒工出师考核:①理论知识参照取得中药士资格证;②两年期满后实践考核必须为合格及以上,如实践、技能考核不合格,允许再学徒一年(但不享受相关待遇)。

第三节　当代院校教育

在我国现代学科教育的发展下,中医药大学成为中医药学科人才培养的中坚力量。与传统师承和家族传承相比,系统的学科教育一定程度上实现了教育规范化和规模化。江西省内的大专院校为建昌帮的传承和人才培养做出了很大贡献,是建昌帮发展中不容忽视的重要力量。为了满足时代发展需求,一些中医药教育和科研机构通过多种创新模式,传承培养建昌帮人才。代表性的教育和科研机构主要集中在江西省内,有江西中医药大学、江西省医药学校、江西中医药高等专科学校等。

一、江西中医药大学

江西中医药大学创建于 1959 年,是江西省内中医药教学研究的领先单位,也是较早开展建昌帮研究的院校之一。

2013 年 11 月,学校成立盱江医学研究会,标志着该校盱江医学研究进入了一个新的历史阶段。旴江医学是该校著名医史学家杨卓寅教授在20世纪80年代首先提出的，得到中医药界的认同和支持。该校老一辈领导和中医药专家们积极推动旴江医学研究，并取得了诸多进展。现任会长为江西中医药大学原校长陈明人。研究会通过调研发现旴江医家和建昌帮人数有显著增长，建昌帮历史渊源悠久，流传地域广，在我国江西、福建、香港、澳门、台湾及海外一些国家中医药界有较深的影响，以中药饮片加工炮制方法和集散经营著称。深入开展旴江医学、建昌帮的研究，对于挖掘、传承、发展江西地方医学具有重要的意义。

该校药学院为首批国家级中药炮制技术传承基地，基地聘请刘香保师傅教授炮制技艺，收江西中医药大学张金莲教授等为徒，将传统、宝贵、有效的科学炮制方法保护、传承与延续，并使之发扬光大。

二、江西中医药高等专科学校

江西中医药高等专科学校是国家中医药管理局中医学术流派（旴江医学）建设基地、江西省中医药文化传播基地。

2018年9月，江西中医药高等专科学校旴江医学、建昌帮中医药文化体验馆在江西省抚州市文昌里历史文化街区开馆。体验馆位于文昌里历史文化街区核心区，上下两层，分为旴江医学展示区、建昌帮中药展示区、传统中医体验区，总面积340m²，主要以实物展示为主，展出传统建昌帮中药炮制工具10多种，道地中药材100余种，同时介绍了抚州古代旴江流域八大名医等。该体验馆是传承和弘扬旴江医学、建昌帮中医药文化、临川文化的宣传教育基地和重要窗口，也是学校大学生创新创业基地，学生学习实训、教学成果转化的平台。学校重视建昌帮传统技艺的研究与传承，学校网站"杏林百科"有旴江医学、建昌帮中药特色饮片介绍。

学校在传承、弘扬旴江医学和建昌帮中药炮制技艺方面积极作为，2017年起，在中药学专业开设"旴江医学"和"建昌帮药业"试点班，让学生掌握建昌帮传统中药炮制操作的基本技能，具备在中药饮片生产企业从事中药材炮制加工、成品质量检测、贮藏保管的职业能力，从而培养传承和发扬"建昌帮"特色炮制技术应用型专门人才；聘请建昌帮传承人上官贤为学校客座教授；牵头组建建昌帮中药创新和旴江医学特色诊疗国家级和市级科技创新团队。上述举措是推进该校中医药产业发展的幸事，也是振兴建昌帮传统技艺的大事。学校以建昌帮炆地黄技艺为基础和亮点的有关研究成果"建昌帮炆制地黄的特色工艺开发与应用"获得 2018 年度江西省技术发明奖三等奖,是该校在省科学技术奖励方面零的突破。

三、江西省医药学校

江西省医药学校通过校外老师在校带徒传艺,聘任上官贤为学校的中药炮制学专家,旨在弘扬与传承建昌帮中药炮制文化和技艺。2011 年,上官贤在该校青年教师中选吴剑、芮成作为带徒对象,共制作了近 300 种体现建昌帮特色的精品饮片,2016 年二人出师。吴剑在教学中传授建昌帮濒临失传的传统中药炮制技艺,如"刀刨八法""碾筛十法"、煨、炆、煅、炙等绝技绝活以及中药鉴定和中药调剂,编写出版《建昌帮中药炮制全书》,完成《中药炮制技术》核心课程、《中药炮制技术》教学资源库建设,极大地促进了建昌帮特色中药炮制技术的传承。

学校高度重视建昌帮的文化和技艺传承,挖掘整理了一批濒临失传的建昌帮中药炮制工具,在学校中药博物馆设有建昌帮传统工具展示区、建昌帮精品饮片展示区。2012 年,学校建立了校级建昌帮中药炮制技能工作室,主要挖掘整理建昌帮濒临失传的传统中药炮制工具、研究探索传统中药炮制的加工方法,并进行中药炮制技术传承、技术创新、技能攻关、技能推广。2016 年江西省吴剑中药炮制技能大师工作室获批,2018 年吴剑技能大师工作室(国家级)获批,积极开展带徒传艺、技艺交流等工作。

学校与建昌帮药业有限公司签订协议,建立了校企合作关系,专门建立建昌帮炮制技艺传承工作室、建昌帮传统炮制技术传承实训基地和建昌帮博物馆,抢救挖掘和整理建昌帮炮制文化及特色炮制技术,并启动申请国家级非物质文化遗产名录工作,共同为振兴"建昌帮药业"中华老字号、弘扬传统中医药文化贡献力量。

第四节　促进建昌帮教育传承与人才培养的政策措施

人才队伍的建设培养是建昌帮传承发展的关键保障。近年来,为了重振建昌帮,促进建昌帮技艺传承与人才培养,从江西省到南城县都出台了一系列政策措施,以提升技艺传承环境与人才平台建设水平(表 7-1)。

表 7-1 支持南城建昌帮发展的政策措施

来源	时间	有关政策措施
支持赣南等原中央苏区振兴发展第六次部际联席会议	2019 年 3 月	支持抚州南城县建设中医药特色产业基地和中药材产地电子交易中心。
江西省人民政府办公厅《江西南城"建昌帮"中医药振兴发展实施方案》	2019 年 12 月	1. 开展"建昌帮"传统中药文化保护研究。组建"建昌帮"传统中药研究院,加强对"建昌帮"中药文献和历史典籍的挖掘、整理、传承和创新工作。大力开展"建昌帮"学习典籍、名方的研究,续存"建昌帮"药业发展史,着力推进"建昌帮"中药炮制技艺申报国家级非物质文化遗产目录。培养"建昌帮"传人、唱响"建昌帮"文化。实施"建昌帮"传人培养计划。开展"建昌帮"文化资源的摸底调查,开展好"建昌帮"文物征集认定工作。深入开展麻姑长寿文化、洪门文化及益王皇家医药秘方饮食文化的研究,传承"建昌帮"文化。 2. 扩大"建昌帮"影响力。举办全国及世界性的中医药高端论坛,扩大"建昌帮"、盱江医学治病养生传统技艺、麻姑长寿文化的影响力。深入挖掘"建昌帮"内涵精魂,将其纳入孔子学院及海外中医药中心教学的内容,扩大海外影响力。依托岐黄外国政要江中体验中心,建设以"建昌帮"、盱江医学药业和麻姑长寿文化为特色的南城体验分中心。 3. 营造浓厚的医药文化氛围。建设"建昌帮"医药博物馆暨中国传统医药博物馆,全面系统展示中国古代江西地方医学发展历史,全面系统展示"建昌帮"、盱江医学、麻姑长寿文化和益王皇家养生文化,为"建昌帮"药学寻根、为古代医药文化传承和健康长寿文化交流,为中医药服务"一带一路"提供物质基础。 4. 加强创新人才支撑。建立盱江医学和"建昌帮"药业及产业高级人才库,柔性引进高级人才。建设离岸创新创业加速器,吸引高层次人才为盱江医学传承、"建昌帮"中医药振兴发展服务。实施"建昌帮"药业本土技能人才和企业家培养计划,重点培养技术技能骨干和创业企业家。筹办中医药职业学院,依托企业、大学等方式培养产业服务人才。

续表

来源	时间	有关政策措施
南城县《"建昌帮"中药炮制技艺传承人及学徒工补贴(暂行)办法》	2021年5月	明确了中药炮制技艺传承人补贴办法和学徒工补贴方案,进一步保障了传承人和学徒工的利益。在南城县评选的"建昌帮"中药炮制技艺传承人补贴标准和办法是每月补贴1 500元;学徒工每出师一人,奖励5 000元。通过申报审批的学徒工,每月补贴500元。

　　同时,南城县积极响应国家、省、市关于发展中医药产业的战略部署,大力实施建昌帮和旴江医学重振计划,通过实施出台系列引才政策、组建科技特派团队、开展招才引智活动、加强校地校企合作、搭建科技研发平台、实施传人培养计划等措施,充分发挥中医药产业人才优势,为中医药产业发展提供了强有力的人才和智力支撑。2019年,南城县与江西中医药大学、江西中医药高等专科学校进行对接,并就共同推进南城建昌帮中医药产业发展签订了《共同推进"建昌帮"中医药发展合作框架协议》,在支持南城成立建昌帮药业研究室、建设建昌帮药业博物馆、建昌帮药业申报国家级非物质文化遗产、建立科研实习基地等方面达成合作协议。南城县大力实施旴江医学和建昌帮传人的培养计划,通过刘香保、张祯祥、上官贤等建昌帮传承人将传统炮制技艺发扬传承,支持建立刘香保、上官贤大师工作室和建昌帮非遗展示馆,培养建昌帮中药饮片中药炮制技艺后继人才。积极申报建昌帮炮制技艺为国家级非物质文化名录,擦亮建昌帮金字招牌。目前南城县有省级非物质文化遗产3项,分别是麻姑仙女传说(首批入选)、建昌帮药业(第二批入选)和南城麻姑酒(第四批入选);另外,建昌帮中药炮制传统技艺(光泽县)在2019年3月入选第六批福建省省级非物质文化遗产代表性项目名录,足见建昌帮在福建地区的影响与传承。

◇◇ 参考文献 ◇◇

[1] 胡志方,黄文贤.旴江医学纵横[M].北京:人民卫生出版社,2012.

[2] 江西省南城县志编纂委员会.南城县志[M].北京:新华出版社,1991.

[3] 江西中医药大学旴江医学网.旴江医学研究会成立[EB/OL].(2014-01-10)[2022-11-30].https://xjyx.jxutcm.edu.cn/info/1010/1463.htm

[4] 大江网．江西中医药高专旴江医学、建昌帮中医药文化体验馆开馆［EB/OL］．(2018-09-29)[2022-11-30].https://edu.jxnews.com.cn/system/2018/09/29/017146439.shtml

[5] 江西省人民政府．省人民政府办公厅关于印发江西南城"建昌帮"中医药振兴发展实施方案的通知［EB/OL］．(2019-11-27)[2022-11-30].http://www.jiangxi.gov.cn/art/2019/12/5/art_4975_1093246.html

[6] 南城县人民政府．南城县夯实中医药发展人才"根基"［EB/OL］．(2019-08-16)[2022-11-30]. http://www.jxnc.gov.cn/art/2019/8/16/art_7184_3087363.html

第八章

麻姑山与建昌帮

建昌帮的起源与南城独特的自然资源环境有着密不可分的关系,其中麻姑山是建昌帮孕育和发展的重要支撑。麻姑山原名丹霞山,位于江西省南城县西部,主峰海拔1 064.3m,周回百余里。麻姑是中国神话传说人物之一,关于麻姑的记载多是作为民俗故事存在,不能作为资料证据使用,但是理解麻姑与麻姑山对理解建昌帮是必不可少的环节。

相传麻姑是一位美丽善良的女子,麻姑在中国文化中代表健康长寿的含义,民间有麻姑成仙、麻姑献寿、麻姑做酒、掷米成丹等多个传说。在传说中,麻姑在丹霞山成仙,唐开元年间(713—741年),因丹霞山道士邓紫阳奏立麻姑庙而得名。麻姑山自古为道教圣地,有浮丘公、葛洪、王文卿、邓紫阳、谭仙岩等许多道教著名人士活动,加之道教与中医药加工炮制关系密切,麻姑山自然就成为孕育建昌帮的理想场所。

第一节 麻 姑 传 说

关于麻姑的故事最早能追溯到秦代,有民间故事称麻姑是秦始皇之女,也有认为麻姑为秦时宫女,陪葬秦始皇时成功出逃并在华山活动,更多关于麻姑的传说则指向麻姑山。相传著名寿仙麻姑女在家乡盱江流域南城丹霞山修行,采药治病,消灾济众,得道成仙,麻姑酒至今仍有传世。传说她汉晋时还活着,故后世称其为寿仙。后来为纪念麻姑的德行,人们将麻姑修行的丹霞山改名为麻姑山。至今,麻姑山尚有麻姑修行栖息的"丹霞洞"遗迹存留。

一、麻姑的民间传说

在中国传统文化中,麻姑始终以长寿形象出现,民间有祝女子长寿用麻姑,祝男子长寿用南极仙翁的习俗。麻姑在民间流传传说较多且大多与健康长寿有关。

（一）民间麻姑成仙的传说

关于麻姑的传说众说纷纭：据明洪应明著《仙佛奇踪》说是王方平之妹，王方平是古代传说中存在的传奇人物；清褚人获所著《坚瓠秘集》卷三引《一统志》传说麻姑为后赵石勒时麻秋之女，麻秋是凶残的后赵征东将军，麻姑反对其父凶残而离家修行，得道成仙。这些记载多是古时神话传说，也无从考证。

在南城县广为流传的麻姑版本如下：麻姑是父母及兄长亡故的女孩，与嫂子相依为命，捡菌菇为生。每次进山采蘑菇，麻姑菌菇篮装得满满，嫂子却经常篮子空空。其嫂子经过询问麻姑得知，有一个小女孩帮助麻姑捡拾菌菇，便通过在小女孩身上缝线的方式发现小女孩乃是松树下人形何首乌所化（民间亦有说"茯苓"）。后来，嫂子煮了这个何首乌准备吃掉，结果却阴差阳错地被麻姑误食，麻姑因此飞升成仙。相传麻姑成仙后经常显灵家乡，为老百姓消灾除病。该故事虽为传说，但作为当地人民一种美好的愿望，成为一种民俗和文化符号，在南城县广为流传。

（二）民间麻姑做酒的传说

相传麻姑酒的由来是心地善良的麻姑救治了一个腿脚生疮、不便行走的老者，老者为了感激麻姑的照料之情，便将麻姑门前的一个石窝变成了酒泉。麻姑发现该酒泉所产之酒香甜可口，便开起了酒肆。后来，老者又来拜访麻姑，问及酒泉好坏，麻姑道"酒泉虽好，但无酒糟，无喂猪的饲料"。老者便指导麻姑，用酒泉之水浸银珠米，用悬崖所产的灵芝做酒引也可以生产酒。麻姑就按照老者之法，用悬崖峭壁的灵芝和银珠米做酒，这酒比酒泉之酒更加香甜，还能驱除瘟疫、祛风湿、健身体。麻姑酒从此得名，流传至今。

据《神仙传》载：麻姑为东汉桓帝时人，她在绛珠河畔以灵芝酿酒，为王母祝寿。故麻姑酒又称"寿酒"。《神仙传》是西晋葛洪撰写的类传体仙传小说，属于志怪小说的一部分，并非严肃的史料。

另有两个地方志记载有麻姑酒的信息：《麻姑山志》记载"麻姑山人，取麻姑泉水酿酒，饮之冷比霜雪、甘比蜜甜，一盏入口，沉疴即痊"。《建昌府志》载："唐邓紫阳真人，献皇家寿酒，系用麻姑泉、麻姑山药材所配。"

今日的南城县，还有商品化的麻姑酒生产销售，属于糯米酿造的黄酒，颜色较深,酒浆黏稠,口味偏甜,酿酒原料多为就地取材的麻姑山泉水和麻姑米。

(三)民间麻姑献寿的传说

关于麻姑献寿,民间流传的版本也很多,基本可以归为小说的范畴,有传麻姑献寿乃是献寿桃,也有称麻姑献寿乃是献寿酒。

聂作平著《中国神话故事》传麻姑是少数民族,其父为麻秋。麻姑因做好针线活得到主人奖励的大桃子,她路遇身着黄衫老婆婆,因饥饿奄奄一息,便将桃子喂给老婆婆。后老婆婆梦中而来,将桃核留给麻姑,麻姑将桃树种下,一年便长成大桃树。这桃树正月开花,三月便结出又红又大的桃子,麻姑用此桃子接济贫困饥饿的老人。老人食桃子后,几日不觉饥饿,全身小毛病尽消除。老人们便说麻姑是仙女下凡,每年三月送桃时称她是麻姑献寿。

亦有传说称麻姑参加王母娘娘农历三月三寿辰时,随身携带一小土坛,乃是麻姑特地为王母娘娘所酿造的寿酒。该寿酒清香飘满瑶池,神仙们赞不绝口。该酒乃是用麻姑山上神功泉之水,配上各种名贵中草药,放置七七四十九天乃酿。王母娘娘大喜,封麻姑为虚寂冲应真人。也有传说麻姑献寿之时,恰是瘟疫流行,麻姑受南极仙翁点拨,向王母献寿酒,这寿酒乃是瑶池的藻栖仙子用血液浇灌而生的碧莲仙草酿造而成。麻姑献寿酒给王母后,采碧莲而归,将神功泉改为碧莲池,瘟疫绝迹,酒味飘香。

麻姑献寿作为民间故事流传甚广,这也反映了我国人民群众对长寿文化的向往,很多民间文艺衍生作品中,麻姑多是以手持寿桃、寿酒的形象出现,寓意健康长寿。随着科学知识的广泛普及,公众科学素养不断提高,通过合理膳食、舒畅情志、规律作息、适度运动等方式延年益寿已经更为普及。民间世代延续麻姑献寿的传说,更多的是一种美好的愿望寄托,不可作为一种严肃事件看待。

(四)民间麻姑掷米成丹的传说

民间还有麻姑将大米变成丹药的传说。宋一夫主编《中华文化范畴普及读本·道学》传麻姑生有慧根,悟性超人,能够熟诵道家典籍,在盘膝打坐时彻悟了大道精益。麻姑在山中修炼,以松果为食,山泉为饮,采集各种材料炼制丹药。丹成后,麻姑吞服金丹,瞬间霞光万道,彩云浮动,一只丹顶鹤自远方飞来伴麻姑升天成仙。一日蔡经引母亲、妻子、弟媳拜见王远、麻姑。蔡经的弟媳刚生产不过十日,病容满面。麻姑见状便向蔡经要了少许米,应声落地变成了一颗颗金丹,麻姑让蔡经弟媳服下金丹,以助其康复。也有传说称麻姑飞升成仙后,太上老君授予麻姑掷米成丹之法,能够攘除灾难。此后,麻姑常在民间显灵,为穷苦人家消病除灾。民间传颂麻姑掷米成丹的传说,从现代科学角度自然无法成立,民间传说主要是突出麻姑的德能,讲述她为人善良,体会民间疾苦,是对善良品德的弘扬。

(五)民间沧海桑田的传说

沧海桑田是家喻户晓的成语,形容事物变化无常。沧海桑田的起源与麻姑传说有关,是麻姑传说中最为广泛流传的一个。在中国几乎无人不知"沧海桑田"这个成语,但对于沧海桑田的出处就未必那么了解了。

有传说沧海桑田是麻姑与王远、蔡经见面时对话产生的,该传说多引自葛洪的《神仙传》。王远、蔡经在等待麻姑到来,麻姑差人向王远致歉,称正奉命在蓬莱仙岛巡视,稍后便会前来。麻姑不久到来,只见她看起来好像是十八九岁的漂亮姑娘,头发乌黑,衣着美丽。寒暄开席时,麻姑对王远说道,自从得道升仙接受天命以来,已经亲眼见到东海三次变成桑田。麻姑道,刚才在蓬莱巡视时又见海水浅了一半,那里不久又要变成尘土飞扬的陆地了。在传说中,麻姑看到三次沧海桑田的转变是突出麻姑的长寿,确立麻姑是寿仙姑的人物形象。

二、葛洪《神仙传》里的麻姑

据考,关于麻姑最早的传说可见于《列异传》,该书相传为三国魏文帝曹丕,或西晋张华所著。《列异传》对麻姑的记载较为简略,仅能推测麻姑成仙故事应在东汉以前已有流传:

神仙麻姑降东阳蔡经家,手爪长四寸,经意曰:"此女子实好佳手,愿得以搔背。"麻姑大怒;忽见经顿地,两目流血。

后葛洪《神仙传》对《列异传》的内容进行了丰富,确立了后世麻姑的基础形象。之后的著作又多是在葛洪《神仙传》麻姑形象基础上进一步发展,形成了丰富、多样的麻姑传说。现将《神仙传》所载麻姑故事节选如下:

汉孝桓帝时,神仙王远,字方平,降于蔡经家。将至一时顷,闻金鼓萧管人马之声,及举家皆见,王方平戴远游冠,着朱衣,虎头鞶囊,五色之绥,带剑。少须,黄色,中形人也。

乘羽车,驾五龙,龙各异色。麾节幡旗,前后导从,威仪奕奕,如大将军。鼓吹皆乘麟,从天而下,悬集于庭。从官皆长丈余,不从道行。

既至,从官皆隐,不知所在,唯见方平与经父母兄弟相见。独坐久之,即令人相访,经家亦不知麻姑何人也。言曰:"王方平敬报姑,余久不在人间,今集在此,想姑能暂来语乎?"有顷,使者还,不见其使,但闻其语云:"麻姑再拜,不见忽已五百余年,尊卑有叙,修敬无阶。烦信来,承在彼。登山颠倒,而先受命,当按行蓬莱。今便暂住,如是当还,还便亲觐,愿来,即去。"如此两时间,麻姑至矣。

来时,亦先闻人马萧鼓声,既至,从官半于方平。麻姑至,蔡经亦举家见之。

是好女子,年十八九许,于顶中作髻,余发垂至腰,其衣有文章,而非锦绮,光彩耀目,不可名状。

入拜方平,方平为之起立,坐定,召进行厨,皆金盘玉杯,肴膳多是诸花果,而香气达于内外。擘脯行之,如柏灵,云是麟脯也。

麻姑自说云:"接待以来,已见东海三为桑田,向到蓬莱,水又浅于往者,会时略半也,岂将复还为陵陆乎!"方平笑曰:"圣人皆言,海中复扬尘也。"

姑欲见蔡经母及妇侄,时弟妇新产数十日,麻姑望见,乃知之,曰:"噫,且止勿前。"即求少许米,得米便撒之掷地,视其米,皆成真珠矣。方平笑曰:"姑故年少,吾老矣,了不喜复作此狡狯变化也。"方平语经家人曰:"吾欲赐汝辈酒,此酒乃出天厨,其味醇浓,非世人所宜饮,饮之或能烂肠,今当以水和之,汝辈勿怪也。"乃以一升酒,合水一斗,搅之,赐经家。饮一升许,良久,酒尽。

方平语左右曰:"不足,远取也。"以千钱与余杭姥相闻,求其沽酒。须臾,信还,得一油囊酒,五斗许。信传余杭姥答言:"恐地上酒,不中尊饮耳。"

又麻姑鸟爪,蔡经见之,心中念言:"背大痒时,得此爪以爬背,当佳。"方平已知经心中所念,即使人牵经鞭之,谓曰:"麻姑神人也,汝何思谓爪可以爬背耶?"但见鞭着经背,亦不见有人持鞭者。

方平告经曰:"吾鞭不可妄得也。"

是日,又以一符传授蔡经

邻人陈尉,能檄召鬼魔,救人治疾。蔡经亦得解蜕之道,如蜕蝉耳。经常从王君游山海,或暂归家。王君亦有书与陈尉,多是篆文,或真书,字廓落而大,陈尉世世宝之。

宴毕,方平麻姑,命驾升天而去,萧鼓道从如初焉。

可见,麻姑与蔡经见面来源于《列异传》,关于麻姑人物基本形象及三次见沧海桑田等故事可以追溯到《神仙传》。麻姑长寿之说应是基于葛洪记载三次见沧海变桑田的衍生。后世所传的麻姑献寿、麻姑酿酒、麻姑成仙等故事多为后世整理或发明,麻姑掷米成丹或是麻姑掷米成珠演变而来。上述古文的内容在麻姑传说已经多有涉及,不再翻译。

第二节　颜真卿与《麻姑山仙坛记》

颜真卿生于709年(唐中宗景龙三年),卒于785年(唐德宗贞元元年),是我国著名书法家。颜真卿二十八岁步入仕途,历任监察御史、殿中侍御史、平原太守、宪部尚书、御史大夫、吏部尚书、太子太师、鲁郡公等。颜真卿现代以书法著称,其正楷端庄雄伟,行书气势遒劲。颜真卿字如其人,出仕期间,他德政爱民,注重教化,刚正不阿,有将其德政与范仲淹德政并论,称为"颜范遗风"。

768年,颜真卿身为抚州刺史,带领抚州百姓共筑长坝,解除了抚河水患。安史之乱后,随着政治环境的不断恶化,行端表正的颜真卿开始对政治心灰意冷,积极入世的思想开始向出世转变,表现为与道士交往密切,关于道教的论述颇多。初到临川时,颜真卿为道士谭仙岩书《马伏波语》,谭仙岩是麻姑山女道士黎琼仙的弟子。他多次登游麻姑山,对这里的优美和神秘感触良多。769年,颜真卿派人赴崇仁县华盖山寻访晋代道士王、郭二真君遗踪,重修二真君坛碑铭,寻访临川井冈山晋代女道士魏华存仙坛遗迹,撰书《魏夫人仙坛碑铭》;游井山华姑仙坛,撰书《华姑仙坛碑》;参与抚州谢灵运翻经台修复竣工法会,撰书《抚州宝应寺翻经台记》。

771年4月,颜真卿游麻姑山仙都观,仙都观也称麻姑庙,感于王方平、麻姑玄妙道法,乘兴写下楷书字碑《有唐抚州南城县麻姑山仙坛记》(简称《麻姑山仙坛记》)。由于政治思想的转变,此时的颜真卿心境已渐从入世转为出世,其书法已呈从容安详之态。《麻姑山仙坛记》体现了颜真卿极高的书法造诣,有"天下第一楷书"之称。

附《麻姑山仙坛记》文:

有唐抚州南城县麻姑山仙坛记

颜真卿撰并书。

麻姑者,葛稚川《神仙传》云:王远,字方平,欲东之括苍山,过吴蔡经家,教其尸解,如蚰(蛇)蝉也。经去十余年,忽还,语家言:"七月七日,王君当来过。"到期日,方平乘羽车,驾五龙,各异色,旌旗导从,威仪赫弈,如大将也。既至,坐须臾,引见经父兄,因遣人与麻姑相闻,亦莫知麻姑是何神也,言:"王方平敬报,久不行民间,今来在此,想麻姑能暂来。"有顷,信还,但闻其语,不见所使人,曰:"麻姑再拜,不见忽已五百余年。尊卑有序,修敬无阶,思念久,烦信,承在彼登山颠倒,而先被记,当按行蓬莱,今便暂往,如是便还,还即亲观,愿不即去。"如此两时间,麻姑来,来时不先闻人马声。既至,从官当半于方平也。麻姑至,蔡经亦举家见之。是好女子,年十八九许,顶中作髻,余发垂之至要(腰)。其衣有文章,而非锦绮,光彩耀日,不可名字,皆世所无有也。得见方平,方平为起立。坐定,各进行厨,金盘玉杯,无限美膳,多是诸华,而香气达于内外。辟麟脯行之,麻姑自言:"接待以来,见东海三为桑田。向间蓬莱水,乃浅于往者,会时略半也,岂将复还为陆陵乎?"方平笑曰:"圣人皆言,海中行复扬尘也。"麻姑欲见蔡经母及妇,经弟妇新产数十日,麻姑望见之,已知,曰:"噫!且止勿前。"即求少许米,便以掷之,坠地即成丹沙。方平笑曰:"姑故年少,吾了不喜复作此曹狡狯变化也。"麻姑手似鸟爪,蔡经心中念言:"背痒时得此爪以把背,乃佳也。"方平已知经心中念言,即使人牵经鞭之,曰:"麻姑者,神人。汝何忽谓其爪可以把背耶?"见鞭著经背,亦不见有人持鞭者。方平告经曰:"吾鞭不可妄得也。"

大历三年,真卿刺抚州,按《图经》,南城县有麻姑山,顶有古坛,相传云,麻姑于此得道。坛东南有池,中有红莲,近忽变碧,今又白矣。池北下坛傍有杉松,松皆偃盖,时闻步虚钟磬之音。东南有瀑布,淙下三百余尺。东北有石崇观,高石中犹有螺蚌壳,或以为桑田所变。西北有麻源,谢灵运诗题《入华子冈是麻源第三谷》,恐其处也。源口有神,祈雨辄应。开元中,道士邓紫阳于此习道,蒙召入大同殿修功德。廿七年,忽见虎驾龙车,二人执节于庭中,顾谓其友竹务猷曰:"此迎我也。可为吾奏,愿欲归葬本山,仍请立庙于坛侧。"玄宗从之。天宝五载,投龙于瀑布古池中,有黄龙见。玄宗感焉,乃命增修仙宇、真仪、侍从、云鹤之类。

於戏!自麻姑发迹于兹岭,南真遗坛于龟源,华姑表异井山。今女道士黎琼仙,年八十而容色益少;曾妙行梦琼仙,而餐华绝粒;紫阳侄男曰德诚,继修香火;弟子谭仙岩,法箓尊严;而史玄洞、左通玄、邹郁华,皆清虚服道。非夫地气殊异,江山炳灵,则曷由纂懿流光,若斯之盛者矣。真卿幸承余烈,敢刻金石而志之。时六年夏四月也。

第三节　今日麻姑山胜景

今日麻姑山依然风景秀美,位于旴江下游,属武夷山山系中军峰山之余脉,山势走向南北,区域方圆一百余里,主峰芙蓉峰海拔 1 176m,山脚与县城相连。由于南城县属亚热带季风性气候,麻姑山的气温四季分明,全年降水充足,总是呈现出一种万木葱茏,鸟语花香的景色。目前,麻姑山是国家 AAAA 级旅游景区、国家水利风景名胜区、省级重点风景名胜区、省级森林公园、省低碳旅游示范景区。

麻姑山景区不仅有一溪、二洞、三瀑、四潭、十二泉、三十六峰,以及玉练双飞、双龙湖等自然景观,还有千古流芳的鲁公碑、垂玉亭、仙都观、神功泉、龙门桥、丹霞洞等名胜古迹。

白居易《经麻姑山》诗云:

籍庭云色卷青山,昔有真人种得仙。

金骨已随鸾驭去,古坛犹在石岩边。

鸟啼花笑空朝日,树老松高积岁年。

愿学麻姑长不老,擗麟开宴话桑田。

据道教典籍《云笈七签》载:道家神道居住的名山胜地有三十六洞天,七十二福地。其中麻姑山为第二十八洞天,第十福地。像麻姑山这样洞天福地兼而有之的名山胜景,在道家《洞天福地记》中属国内罕见。

麻姑山人文景观略影见图 8-1 至图 8-3。

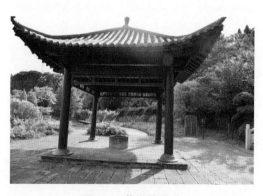

图 8-1　葛洪炼丹井

葛洪,东晋道教理论家、著名炼丹家和医药学家。其撰有医学著作《玉函方》一百卷(已佚)、《肘后备急方》三卷,内容包括各科医学,其中有世界上最早治疗天花等病的记载。据《道光南城县志》记载:"洪见天下已乱,避地南城麻姑山,有葛仙丹井相传,洪于此炼丹故名。"

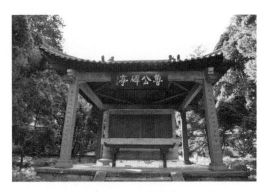

图 8-2 鲁公碑亭

坐落在仙都观内。这是一座石柱飞檐四角亭,亭边宽7米,青色花岗岩石柱上用颜体刻有对联。碑亭正面挂有"鲁公碑亭"的匾额。被称为"天下第一楷书"的颜真卿《麻姑山仙坛记》碑竖立在碑廊中央。碑高2.7米,宽3.9米,是颜真卿任临川内史时书写而成的楷书代表作品。

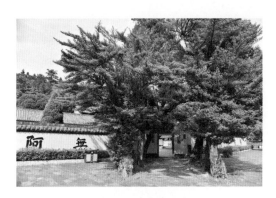

图 8-3 碧涛庵山门

碧涛庵是麻姑山的一座佛教古刹。此庵旧为何氏山房,是宋工部尚书何异的书房。清康熙六年,南城县令苗蕃建庵,并为庵门额书"碧涛庵"。正门左、右墙壁嵌有两块青石板,刻有苗蕃亲笔书写的建庵铭文,庵门前有四百年古柏数棵。

◇ 参考文献 ◇

[1] 《江西省宗教志》编纂委员会. 江西省宗教志 [M]. 北京:方志出版社, 2003.

[2] 徐春瑞,张森. 迁安文史集萃:故事传说百篇 [M]. 石家庄:河北教育出版社, 2016.

[3] 苏嘉. 古今图书集成 [J]. 出版史料, 2007(4):1.

［4］庞杰.揭示养生的秘籍［M］.北京:中国医药科技出版社,2013.

［5］郑明华.中国民间故事丛书:江西抚州南城卷［M］.北京:知识产权出版社,2016.

［6］杜福祥,谢帼明.中国名食百科［M］.太原:山西人民出版社,1988.

［7］聂作平.中国神话故事［M］.第1辑.呼和浩特:内蒙古人民出版社,2014.

［8］明月生.中国神话与民间传说［M］.北京:北京联合出版公司,2013.

［9］宋一夫.中华文化范畴普及读本·道学［M］.吉林:吉林文史出版社,1994.

［10］袁珂.中国古代神话［M］.北京:华夏出版社,2006.

［11］葛洪.神仙传［M］.谢青云,译.北京:中华书局,2017.

第九章

益王文化与建昌帮

建昌帮的兴起与益王养生文化和益王府良医所有一定的依存关系,益王是推动建昌帮发展的重要因素。作为建昌帮发源地的古建昌府曾是连接闽赣的军事要地,明宪宗朱见深第四子朱祐槟封王在建昌府(今南城),为建昌府开启了 149 年的"七代八王"[1]益王时代。益端王朱祐槟喜欢研究医药,文称"通医术,医寻岐黄,博究元妙",为南城带来了京城御用药典,在益王府内设"医学(校)",建"良医所",聘"良医"和"医学教授"。益王府良医所炮制颇为讲究,炮制药物更是一方一法,精益求精,成为引领和推动建昌帮炮制技术的重要引擎。

第一节　益王封地建昌府

建昌府能够成为益王封地与其特殊的地理区位有关。古之建昌府是水陆交通的要道,有"踞八闽之咽喉、控百粤之襟带"之称,属于市肆繁华之地,商业氛围颇浓。盱江和黎滩河是建昌的天然屏障,依城而过,在府城东北二公里处汇合入赣江后进入长江,连通了建昌与外界。府志称建昌"林奇谷秀水绕川环,控御七闽牵制百粤,据五岭咽喉,控三吴之襟""上有苏杭下有建昌""市肆繁密,邑屋华好""岁常丰饶民皆礼让"。今之南城县仍是交通要道,铁路、高速公路、国道交汇贯通,是重要的物流基地。

一、建昌府地处兵家要地

建昌府地处闽赣交界,扼水陆交通要道,在古代是兴盛繁华之地。南城建县历史悠久,首冠赣东。早在西汉高祖五年(前 202 年),刘邦的大将灌

---

[1] 注:"八王"分别为益端王朱祐槟、益庄王朱厚烨(无子,传祐槟第二子朱厚炫)、益恭王朱厚炫、益昭王朱载增、益宣王朱翊鈏、益敬王朱常迁、益定王朱由木、益末王朱慈㷇。其中朱厚烨无子,益王传至其弟朱厚炫,因此共"七代"。

109

婴在南昌设置豫章郡,为了拱卫郡守,就选中南城这块地方筑城建县。因为县城建在郡城之南,所以叫南城。初时县域很广,面积相当于现今整个抚州地区。

西汉时期县城并不在现今地址,而是经过了四址三迁的演变,才稳定在现在这个范围。西汉高祖五年建县,城址在今县城东南二十五公里的硝石石下(现洪门水库库区内)。宋《淳熙志》载:"南城故县治,在可封乡三十九都石下,石山横绕如半城,觉罗寺二里间当名故县,而横江则名县前、上营、下营云。"硝石处赣闽要道,县治在此维持了482年。

西晋武帝太康元年(280年),县治西迁至盱江西岸榻埠街(今县城北郊),改称为新南城。东晋建武元年(317年),又恢复南城称谓。后来因榻埠街常遭水患,县治又再次迁移。

三国吴太平二年(257年)设临川郡,南城属临川郡管辖。南北朝齐建元元年(479年),临川郡治迁至南城,是为南城最早的郡治设置时间。隋开皇九年(589年)改临川郡为抚州,郡治迁回临汝县,南城属抚州管辖。

唐僖宗乾符中(874—879年),新筑一城名叫罗城,地跨盱江两岸。东自黎河西岸(包括今河东、大德街、天井源附近),西至门楼岭(今西街上石巷一线),城周十三华里。盱江穿城而过,把县城划为东西两半,城内两岸有浮桥相连。

南城的地理位置重要,为历代兵家所必争,常有重兵驻守。因城池跨河而建不便防守,宋神宗元丰中(1078—1085年),将县城"敛东而展西",向河西收缩,建新城墙,城周范围缩小为9华里(4.5千米)左右。原来河东的东半城则弃之城外,盱江作为天然护城河,把"西湖"也圈入城内(西湖后淤为平地,昔称"老湖坪",今为盱江大道中段)。湖西的磨盘山一带地势高峻,则扩为西南城墙。盱江西岸现仍留存的近千米城墙,是东门古城墙。

南城园地处赣东腹地,所谓"扼五岭之咽喉,控三吴之襟带",除了设立县治外,还先后在这里设立过更高一级的统治机构——军、路、府治。南唐取吴置抚州,969年李煜以南城县置建武军。太平兴国四年(979年),取其"地连建州(今福建建阴地区一带),会于南晶之意,改名建昌军"。元至元十四年(1277年),改称建昌路。明洪武二年二月改为肇昌府,九月改建昌府,领治南城、新城(黎川)、南丰、广昌四县。明万历六年(1578年),

划出五十六都至七十二都,置泸溪县(今资溪县),到民国元年(1912 年)改南城直属省府。自此,建昌府领治五县,南城为首县,府治设在南城,一直延续到 1911 年。中华人民共和国成立后,又改归抚州管辖。

通过上述历史进程不难发现,建昌府地处闽赣连接之处,自古以来都是兵家必争之地,因此明代皇子在此地封王实属顺理成章之举。

二、益端王封建昌府开启七代八王

明太祖朱元璋在 1368 年推翻了元朝的统治,建立了明王朝。为了加强对各地人民的统治,有力地监督地方官吏效忠朝廷,同时又为了防止发生皇族家庭争权夺位的争斗,维系并巩固朱家王朝的统治,朱元璋推行分封制,把皇子皇孙分封到各地做藩王,共同"夹辅皇室"。

江西境内有"三藩",分别是:南昌宁王,宁献王朱权为首的宁王系;鄱阳淮王,淮靖王朱瞻墺为首的淮藩王系;南城益王,益端王朱祐槟为首的益藩王系。明朝时有两支朱元璋的后代曾先后封藩建昌,一是明仁宗第六子朱瞻堈荆王;二是明宪宗第四子朱祐槟益端王。最先踏上建昌府的藩王是明仁宗第六子荆宪王朱瞻堈。他于明宣德四年(1429 年)来到此地就藩,生活了 17 年,明正统十年(1445 年)迁往湖北蕲州。半个世纪后的弘治八年(1495 年),朱元璋六世孙益端王朱祐槟封藩建昌府,大兴土木,建成了南城历史上规模最大的一座府邸——益王府。

朱祐槟(1479—1539 年),明宪宗第四子、母庄懿德妃张氏。生于成化十五年(1479 年)正月初四,成化二十三年(1487 年)七月受封益王。弘治八年(1495 年)到封地建昌府(今江西省抚州市)。

弘治四年(1491 年)六月,翰林院检讨胡承和丘文瀚被任命为益王府左右长史。当年九月,孝宗下旨在江西建昌修建益王府,为弟弟之国做准备。

嘉靖十八年(1539 年)八月二十四日,益王朱祐槟去世,享年 61 岁,赐谥曰"端"。

朱祐槟去世后,其嫡长子朱厚烨先以益世子的身份管理府事,嘉靖十九年(1540 年)十二月袭封益王。嘉靖三十五年(1556 年)五月,益王朱厚烨去世,享年 59 岁,赐谥曰"庄"。益庄王无嗣,嘉靖三十六年(1557 年)十月由其弟崇仁王朱厚炫"兄终弟及"袭封益王。万历五年(1577 年)闰八月,益王朱厚炫,享年 78 岁,赐谥曰"恭"。万历八年(1580 年)益世孙朱翊鈏袭封益王。朱翊鈏袭封后,追封其父朱载增为益王,谥曰"昭",朱翊鈏为益宣王。随后朱常㳦称益敬王、朱由木称益定王、朱慈㷉称益末王。

自弘治八年(1495年)朱祐槟封藩建昌起,到崇祯十七年(1644年)末代益王朱慈㷉止的150年间,在南城一共世袭了七代王位,史称"七代八王"。

第二节　益王推动中医药发展

许多历史学家都认为,益藩王文化是南城丰富文化积淀中的重要元素,更是与中医药文化有着千丝万缕的联系,值得认真挖掘、整理与研究。

一、益端王有贤王之称

在历史上,明代宗室的名声一向都不太好,这些人既不能出将为相,又不能考取功名,连离开封国都有诸多限制。名为天皇贵胄,实和圈养无异。偏偏老祖宗朱元璋在《皇明祖训》中又对后世子孙十分宽容,地方官也没有管教他们的权力。因此有明代宗室作奸犯科,与民争利者不计其数。但是凡事都有例外,益端王朱祐槟就是一位不折不扣的贤王,连《明史》也对其给予了极高的评价。

益端王朱祐槟素有孝名,在《明孝宗实录》收有两则关于朱祐槟尽孝的记载:

朱祐槟的生母德妃张氏,此时仍然在世。这也是一位高产母亲,为宪宗生了益王、衡王和汝王朱祐梈三个儿子。从明宣宗宣德朝开始,除了极端特例,亲王之国之后,一般再也没有回京的可能性。益王在告别母妃之前,为自己的舅舅张俊请了一个锦衣卫正千户的官职。

张俊是宪宗时代的传升官,即由皇帝特批的官员,一般都被认为是冗员。孝宗登基后裁革了一批这样的官员,当时张俊就从千户降为百户。这次益王借着之国的由头向皇兄请命,孝宗还是给了弟弟一个面子。

弘治十年(1497年)七月初十日,德妃张氏去世,享年50岁,赐谥曰庄懿。正德三年(1508年),益王向当朝皇帝武宗朱厚照提出每年从王府派出官员到金山口为母妃扫墓。武宗表示叔父孝心可嘉,可是朝廷每年自有官员负责祭祀,还请益王放心。而在张俊去世之后,朱祐槟还为表弟张昇求了一个世袭锦衣卫指挥使的差使,这份孝心也算是难得了。

二、益端王与医药渊源颇深

（一）益端王自选益王府良医失利

益王王府初建之时，孝宗在选拔了益王府左右长史、审理正副和纪善等主要官员后，剩余职位让吏部挑选学行端正之人出任。益王认为自己对王府属官有发言权，因此推荐了冠带医士张锜等两人出任王府良医正副，也得到了孝宗的许可。

但是吏部质疑，认为朱祐槟此时年仅 13 岁，根本不可能会知道张锜的名字，这一定是有人暗中钻营。明代太医院的最高医官是院使，官阶正五品，副职是正六品的院判。而院使和院判领导御医、吏目、大使、副使等医官，这些人都是有品级的。在此之下，是无品级的医士，还细分为食粮医士、冠带医士、支杂职俸医士和支品级俸医士四个由低到高的等级。

由此可见，冠带医士基本处于太医院的最底端，这些人托门路去王府供职，显然比在太医院有前途得多。但是被吏部这么一搅和，张锜等人王府良医的美梦就此破灭。

从吏部质疑来看，主要认为益端王朱祐槟不应知道底层医士的名字，怀疑有人暗中指使。但从后事来看，朱祐槟对医药颇有研究，熟悉一些医士之名似乎并不稀奇。

（二）益端王喜医药研究

益端王朱祐槟喜欢研究医药，有关文献说他"通医术，辨医方，医寻岐黄，博究元妙"。到达南城后，他带来了京城御用药典，为他在南城的家族使用，他在府内设"医学（校）"，建"良医所"，聘"良医"和"医学教授"，他发现南城的中药炮制在继承《雷公炮炙论》的基础上颇具特点，药材市场也不错。他也在市场征收药材，"精制丸散，每给赐以活人"，"益端王墓碑"对他进行了这方面的褒扬。益王府的医疗机构研制了几种药方，如夺命象皮丸、神仙救苦丹、冲虚至宝丹、拨云龙光散、益府紫金锭、太乙真人熏脐法等，被明代医药学家龚廷贤的《寿世保元》收录。益王府"良医所"招聘在建昌府有影响的郎中为其所用。南城郎中更懂得地方药典和中药炮制技术，这些郎中的才能在"良医所"得到更好的发挥，几代益王对药业也都感兴趣，使建昌府的药材集散交易得到进一步发展。

当时益王府的良医所有一位南城人叫程式，他懂医知药。《道光南城县志》记载:"程式,字心源,南城人。以医名,凡诊治无下神应。又汇其至要者着于卷,曰《程氏医彀》行世。"按照朝廷的规定,王府长史司良医所设良医正一人、给予正八品待遇。程式在良医所带领一班人既要做好王府的保健医疗工作,还著书立说,著有《程氏医彀》《脉症约解》,得到益王的欣赏。王府的"良医"对研究地方药典,炮制药物更是一方一法,精益求精。据传益王府内的良医所成了引领南城中药炮制技术的领军机构。

益王府还有个奇怪的"方子",据益王府"孝节碑"记载,定王第七个女儿终身未嫁,母亲患病,她割肉奉母,割下自己的肌肉给药方做"药引子"。这个"方子"药效有多大不知道,皇上却给予了褒扬,刻在石碑旌表垂世。

益王府还有一位南城籍的良医叫樊胡,《道光南城县志》里面是这样记载的:"胡,字鹤龄,南城人,官益府良医正。少聪敏,凡轩岐庐扁诸家书扉不历览。于脉理得三昧,四方就治者,日接踵于道,其不能至者,虽甚暑寒,必往投剂,尝语人曰,病者望医甚于望岁。不必病愈医至而疾已轻矣。吾敢少缓须臾耶? 其急人之难如此。"

从这段话可以看出,王府内的"良医所"还是个对外开放的"医疗所",平时也给地方老百姓看病。因此,才会有"四方就治者,日接踵于道"的现象,对前来问诊、抓药的人也是及时给药,"吾敢少缓须臾耶",对前来就诊者不敢怠慢。过去的中医师都能识药辨药,这是基本功,对药物的真假,质量的好坏能一眼看出,尤其是对药物的炮制更有一套经验,因人用药,加减自如,一方一法。真正的好郎中,一般都是前堂后坊,即前堂把脉问诊,后屋炮制药物,对一些上门求医者会亲自过问对不同药物的加工炮制。南城明代就出过御医赵瑄,他就是建昌府人们传说中的能"医"能"药"的高手。

中医中药需要一体化的个体问诊服务,中药材在临床应用中要根据患者的病情需要炮制,这就要求中医师要有"识药"和"制炒"的本领,而不能医药分开。开方子的医师不知道自己处方中的药材是否符合要求,炮制方法是否合理,制炒是否得当,那是中医治病的大忌。古代的前堂后坊,就是针对中医这个特殊行当而产生的医疗用药形式。有业内行家曾言,中药炮制就像炒菜,要根据不同的患者和药方采用不同的火候和方法。

正德年间撰修《建昌府志》,把南城的地产药材记载入其中,计有地黄、川芎、葛、香薷、车前、半夏、槐实、益母草、桑白皮、香附、白芷、赤芍、白芍、山药、五加皮、枳壳、栀子、冬青、夹竹桃、百合、茵陈等几十种。

益王在南城世袭了 149 年,在一个半世纪中,王府内"良医所"的医药炮制都和南城地方息息相关。益王府刊刻的医药书品质精良，为药界所称道。事实上明代各地宗藩，或源于自身羸弱，或忧于孝亲疾患，或避难韬光养晦，或心存济世惠民，时常亲自主持编纂医著，或授命府中良医辑录方药，或资助名医刊刻验方。明代藩府所编刻的医籍，校勘精审，雕刻精细，不少已经成为当今的珍本、善本。这对于传统医药文化的传承、发展起到积极的推动与促进作用。

由于王府的"良医所"参与对南城地方中药的炮制研究，更加激发了南城地方药商征收药材、精制丸散的积极性，药物加工炮制，药行、药栈、药店，不同形式的药材集散交易日益兴隆，以医药出走四方者也与日俱增。明清时期的外出购销药材成为南城人谋生的一大手段，建昌药业同仁"扎红头绳出去，缠丝线归"（指少年用红头绳扎头发，比喻少小离家学徒，老大衣锦还乡），"走福建吃药饭"，代代相传，在闽入籍者不计其数。这一历史变化，促使建昌药商、药工大量移居福建，客观上拓宽了建昌药业的流传地域。域内药业人员基本同化，不是本家就是同乡。为了适应日益激烈的药材交易竞争，建昌药业同仁为了共同的利害关系，自然凝聚成为一个有明显地方特色的建昌药帮。在福建省的建昌药业人员一般在"上四府"（建宁府、延平府、邵武府、汀州府），樟树药业人员一般在"下四府"（福州府、兴化府、漳州府、泉州府）。家谱、外地的地方志和其他史料证实，建昌药帮的药材经销商早在乾隆、嘉庆时期就走向了云、贵、川、广、鄂、豫、冀等地药业市场。

第三节　益王的文化遗产

一、后益王时代的南城

南城县古代曾称为"建昌"，古代建昌经济较繁华，地理位置处于赣闽交通要处。明朝时有两支朱元璋的后代曾先后封藩建昌：一是仁宗第六子朱瞻堈荆王；一是宪宗第四子朱祐槟益端王。正因为建昌是我国古代的政治、军事要地，自然资源丰富，当地的经济贸易、医药文化便随之发展繁荣起来。

明代益王府曾经是南城历史上最辉煌的一座府邸，用金怀玉，营造奢华。然而，从清代顺治以来，益藩王府就受到破坏，先是把王府改造成学宫，再后来就变成了面目全非的学校。但是,这段历史对于南城人民仿佛是个永远不会熄灭的话题,如今,益藩王墓址群已是全国重点文物保护单位。1949年以来,江西文物考古工作者陆续发掘清理了一批明代益藩王墓或其家族墓,出土了不少金玉器物,出土墓志上记载着墓主人的生平,从出土资料可以看出,益藩王时代的建昌府曾经繁华无比。

明代,是建昌府的兴盛时期,整个城区建设得错落有致,"市肆繁密,邑屋华好",街、坊一百四十余,"岁常丰饶,民皆礼让"。在府城西部,还有一个长约二里的西湖,沿岸建亭台数十楹,环湖种植竹本花卉,杨柳轻拂,令人迷醉。这一时期也是文化发展的高峰,开凿潮音洞,兴建聚星塔、万年桥。麻姑山和从姑山等名胜古迹得到进一步的修葺和扩建,一批书院、学馆也"比屋弦诵,与邹鲁同风"。南城出现了有史以来唯一的状元——张升。

二、南城在军事动乱中兴衰

南城是一个军事要地,从历史条件来看南城的罗城范围算是很大的。罗城有13里长,城墙厚1丈6尺(约5.3米),高二雉(约6.7米)。东西开八门,南北开二门。南北是通往南丰、抚州的通衢,那时的城墙是西到门楼岭,东到现在天井源附近,罗城是跨盱江而建的。

北宋开宝二年(969年),南唐升南城为建武军,在旧罗城内增筑"制院城",具体位置应当在城东一带。元丰年间(1081年前后),太守郑炎认为旧的罗城跨盱江,不利于防守,他呈报朝廷后批准,以盱江为护城河,在西面和北面开壕沟,修筑新府城。新城高2丈5尺(约8.3米),周9里30步(约4.5千米),开十门。东面有"太平""安济""合江""天酒"四门;西面有"红泉""清晖"二门;南面有"祈山""膏露"二门;北面有"朝天""盱江"二门。

明初发生过一次战斗,守城54日,西南城基稍薄,几乎失守。后立即对城墙进行整修加固,并把天酒门改称武胜门(东门),红泉门改称仪风门(西门),祈山门改称通会门(南门),朝天门改称朝京门(北门),其余六门全部堵塞。

正德八年(1513年),知府安奎对城墙又进行过一次大的修缮,并且在东门也补建了瓮城,东南西北四个城门都改为双重城门,外城门为铁片包裹的双开城门,内城门为一尺厚的闸门,遇军情危急放下闸门,牢不可破。

嘉靖四十三年(1564年),又将东门改名东川门,西门仍名仪风门,南门改名南薰门,北门改名拱北门。至于现在所谓"新西门""新东门",那是民国时期为了公路和水路的交通方便所开。

城东有五条街:通济街、十字街、通福街、演武街(近军场)、大川街(东近旰江)。从通福街、演武街的地名来看,应当是包括现在的河东在内。因为通福街是通往通福桥的街道,在河东靠北。演武街是通往大校场,大校场在大德桥(干港桥)南。

城西有四条街:具瞻街、义泉街(因当地有义井而名)、玄妙街(近玄妙观)、祥瑞街(路通凤凰山)。

城南有三条街:太平街(通太平门)、武安街(近千户所而得名)、弦歌街。

城北有十二条街:平政街、朝天街(通朝天门、现在的北街)、广运街、嘉惠街、建极街(又名三皇街)、雍熙街(近雍熙塔)、怀德街、庆会街(因庆贺李觐显达而得名)、里仁街(又名里仁巷)、青云街(近旰江书院)、忠义街(有关羽庙)、思贤街(近李觐墓,现在的登高山附近)。

明代中期,益王封藩南城后,城市建设有了较大的改变。当时重要建筑的布局大致是:益王府建在天一山以南到马栏口一带,占地10多万平方米,是建昌府城最大的建筑。东隅西街有崇仁王府,东隅东街有金溪王府,南隅丰盈仓前有玉山王府,南隅车家巷有埠平王府,南隅水涵上有铜陵王府,其他几十个王府都散落在县城四处。老湖坪(电影院一带)有建昌府衙门,东街有同知署,南街有通判署,县衙门在府衙门的西边,因为是"府",所以还有许多"地市级"的直属部门,布政分司、按察分司等。

清代,建昌古城随着时光的流逝,又走过了260多年的历史,多次的战争也曾使它满目疮痍,许多明代时期耀眼的建筑也在战火中消失。光绪十年(1884年),知县赵之谦(著名书画家)筹款对城墙进行过一次全面整修。

清代南城县城内的益王府邸已经被废,在原来的府邸范围内设了文庙、游击署、守备署、城守营、大药局等"单位"。散布在其他地方的郡王府有的也变成了民宅。

民国时期,县城的面貌同清末相比未有多大的变化,民国政府曾再度修固城墙,增设碉堡等设施,把城墙作为战争的防御工事来巩固。但是,即使在20世纪三四十年代,面对现代武器也不堪一击。

三、益王养生宴

南城为益王封藩之地,明代封藩南城(建昌府)延续了七代八王近150

年的益藩王,对南城殊异的地气大加赞赏。为使子孙繁衍昌盛,封地长治久安,历代益王令益王府厨师秘配了许多养生保健、具有王室特色的菜谱。益王府寿宴古而有之,菜谱繁多,因历代沧桑变迁,失诸文献。至今,南城县还流传着益王时代留下的菜谱,今将民间长者口耳相传的部分菜谱加以整理,以为参佐。其中最为著名的就是益王香蒸肉,在南城的各大饭店都有该菜品销售。

南城益王府寿宴菜谱

——胡印生整理

天下皆秀色,益府盛名传。

建昌古郡,洞天福地,江山炳灵,钟灵毓秀;

益府食谱,佳肴万千,外藩益王,府筵绵延;

长寿饮食,注重健康,益府烹饪,深蕴文化;

考究刀工,规范卫生,蒸煮烧焖,取食精华;

拌炒花样,色香味全,汤清卤红,油光十色;

醇香扑鼻,脍炙人口,荤素相宜,惹人吞舌;

日月盛宴,滋味独特,强壮身质,老幼咸宜。

** 精选十五道菜 **

一、麻姑山鸡,《凤浴龙泉》

八料老姜,铜锣烛燃。

汤鳝褐色,香浓味甜。

独具特色,补心养颜。

原料:麻姑山鸡、黄鳝、香菇、黄芪、当归、葱、姜、香油、味精、盐。

制作方法:将完整土鸡与黄鳝、当归等放入温火炉煮熟,调味,上桌时再将香油、葱、姜末撒入。

特点:香气迷人,补心养颜,老少皆宜。

二、仙都仙集,《掷米成丹》

仙糯宝饭,桃杏枣莲。

色彩丰富,滋润无限,

防积健胃,止咳清痰。

原料:糯米、红枣、莲子、桃杏仁、薏苡仁、黑芝麻、火腿末、香油、淀粉、盐、味精。

制作方法:将主料、配料整匀颗粒,分别煮熟,最后主料、配料和入拌炒,装盘上桌。

特点:香润爽口,防积健胃,止咳清痰。

三、益府豆腐,《沧海桑田》

芝麻虾仁,山珍海鲜。

佐料精细,香辣姜粉,

滋阴补肾,心身平安。

原料:蛋、豆腐、黑芝麻、虾仁、香菇、红辣椒末、淀粉、葱、姜。

制作方法:将蛋打入适当凉水,盐、味精拌匀入蒸,再将豆腐丁、香菇丁、虾仁、红辣椒末一起炒熟,淀粉勾芡,铺于蒸蛋上,最后加上黑芝麻、姜、葱。

特点:软嫩鲜口,滋阴补肾,利水明目。

四、益府小炒,《丹霞千丝》

蒜姜笋肉,目鱼酸菜。

时新选料,寸半成丝,

分类成熟,焖炒匀施。

原料:笋、肉、酸菜、目鱼、味精、盐、蒜、姜、香油、酱油、醋。

制作方法:将主配料切成细丝,分别炒熟后拌匀装盘。

特点:酸香味浓爽口。

五、蜂窝咸王,《沙海黄金》

咸鸭蛋黄,鸡蛋纯青。

楂葱姜虾,拌料细精,

蜂乳莲模,蒸熟脱衣。

原料:咸鸭蛋五个、鲜鸡蛋六个、虾碎末、山楂、葱、生姜、味精、盐。

制作方法:先将咸鸭蛋煮熟,去除蛋黄后备用;鸡蛋打开去掉蛋黄。将咸蛋白碎成末与鸡蛋清、山楂、虾碎末一起拌匀,调味,放入适当凉水入蒸,将咸蛋黄一分为二均匀放入熟透蛋清盘中,撒少许葱、姜末。

特点:色泽鲜艳,营养丰富。

六、边防吹打,《碧姑醉螺》

刀砍螺脚,酱醋生螺。

颗粒均匀,煮熟调味,

汤水如碧,麻辣醉和。

原料:鲜田螺、蒜、辣椒、姜、香菜、料酒、味精、盐、香油。

制作方法:将鲜田螺砍去螺脚,与配料蒜、辣椒、姜一起放入锅中齐炒,烧焖热,调味,装盘后加入香油、香菜。

特点:满口咸香,清热利水。

七、益王香蒸肉,《香蒸彩虹》

党参当归,黄芪暗来。

干笋热衣,王花油扎,

覆碗入蒸,补血养颜。

原料:五花肉、干笋、党参、当归、黄芪、油、盐、味精、麻姑酒、甜面酱。

制作方法:先将五花肉放入党参、当归、黄芪水中煮至七成熟,后切成片或各形待用,再将锅底烧油,加入甜面酱烧温,再将成形的五花肉加入麻姑酒、盐、味精,煸上味即出锅,最后将出锅的五花肉装入碗中,盖上干笋,上笼蒸。

特点:肥而不腻,香甜可口,滋阴养血,补元益气。

八、御膳推荐,《鲲邀环山》

用料考究,鲜鱼肚片。

枸杞桂圆,还有淮山,

健脾益气,营卫补元。

原料:鱼肚皮、山药、枸杞子、桂圆、淀粉、鲜红辣椒、姜、葱、油、盐、味精。

制作方法:将大鲢鱼肚片切成片,再将山药切片,放入沸水煮片刻,用淀粉拌好,放入油锅小烧即捞出,热锅油将红鲜辣椒、枸杞子、桂圆齐炒熟,将鱼片、山药片倒入炒匀,加入盐、味精调味,装盘后加姜、葱。

特点:红白镶嵌,鱼肉嫩脆,健脾益气,营卫补元。

九、仙家斋宴,《虎皮夹鸭》

豆腐皮料,薯粉蛋馅。

姜葱老酱,鱼肉样片,

油扎上蒸,虎皮重现。

原料:虎皮(南城县的一种豆皮)、薯粉、精肉、白鸭、油、盐、味精、葱、姜、麻姑酒、酱油。

制作方法:首先将锅中倒入水烧开,加盐、味精、肉末,再放擀散的薯粉拌均匀,待凝固后捞出,待用。然后再将虎皮铺平,上面放置调好的薯粉,再把另一张虎皮盖在其上,放在烧至六七成热的油锅中炸至金黄色,取出,待用。最后,将白鸭(整形)烧至烤鸭的颜色,与虎皮一同扣入碗中(各占一半)上笼蒸 15 分钟,即可取食用。

特点:香酥、软糯。

十、凤岗龙节,《聚星鱼卷》

五花精肉,葱姜笋线。

蝴蝶鱼片,竹节卷馅,

蒸炸相随,嫩脆齐全。

原料:鱼脊肉、五花肉、香菇、葱末、冬笋末、鸡精、味精、盐、淀粉、西红柿、胡椒粉、茶叶、酱汁、麻油少量。

制作方法:将草鱼里脊修成长条切成鱼双片,然后把五花肉切肉末压成片。放香菇末、冬笋末、葱末、西红柿末、淀粉、胡椒粉拌好,再把鱼双片夹肉卷起来成为竹节鱼卷,盘中扫油,把鱼卷排成圆形,再上笼蒸 10 分钟,取出后把茶叶用油炸松放在中间,芡酱汁、麻油。

特点:嫩滑软烂适口、洁白鲜艳。

十一、太平一生,《如意海参》

香菇葱头,精肉薯粉。

多味调配,姜蒜笋末,

鲜美味素,地方特色。

原料:薯粉、猪肉、香菇、葱头、冬笋、鸡精、味精、盐、糖、豆豉。

制作方法:猪肉切末,与薯粉、葱头、香菇末一起放在碗中;锅中放豆豉煮 15 分钟,捞起,豆豉加鸡精、味精、盐调味倒入薯粉肉末中拌,然后做成圆棒;锅中烧开水放入薯粉棒煮 20 分钟,再捞起吹凉放入冰箱 20 分钟,切成片。锅中放油,倒入冬笋、香菇,加入薯粉肉片炒制,用小火焖 5 分钟,调味起锅(不勾芡)。

特点:鲜美味素、清香可口。

十二、赤面时烩,《墨鱼笋片》

大骨炖汤,笋间肉间。

鱼肉笋片,姜黄葱白,

鲜味迷人,喜闻乐见。

原料:墨鱼、大骨、笋干、五花肉、盐、味精、鸡精、葱。

制作方法:将大骨炖制成高汤待用。将墨鱼切成片,五花肉切片、笋干发好切片,一同放入高汤内,加入少许盐炖 4 小时左右,起锅加入味精、鸡精,撒上少许葱花即可上席。

特点:味清淡,香气迷人,老少皆宜。

十三、紫阳寻雁,《试剑石开》

古传凤鸭,风干高台。

刀工奇特,五味俱全,

色光古铜,香喷鼻来。

原料:风干鸭、辣椒、蒜、葱、姜、西红柿、麻姑酒、酱油。

制作方法:将风干鸭洗净,浸泡 10 小时以上,切成小段,放入葱、姜、蒜末、辣椒段,炒香,放入鸭块、西红柿末,加入麻姑酒少许,酱油,翻炒均匀,焖至入味。

特点:味道浓郁,有嚼劲。

十四、益膳乳汤,《鸿运当头》

洪门专供,大雄鱼头。

南城淮山,沉汤如浮,

姜葱枸杞,调料配够。

原料:大雄鱼头、山药、无色酱油、枸杞子、葱、姜、香油、味精、盐。

制作方法:将鱼头去鳞洗净劈成两片,放入沸油锅烧炸见红、捞出,再放入已配制好的山药沸锅内,定型上桌。

特点:汤色乳清、味清淡、香气迷人。

十五、石斛鸽汤,《和顺满堂》

益府繁延久,和顺满堂(汤)

老鸽配石斛,枸杞红枣姜。

蒸炖色味全,滋补养生强,

南城地气殊,平安保健康。

原料:乳鸽、石斛、枸杞子、红枣、生姜、盐、清水。

制作方法:老鸽、石斛蒸熟,再放入枸杞子、红枣、生姜、盐、清水等一起蒸炖,沸锅上桌。

特点:肉质细嫩,汤味醇厚鲜美,色味俱全。

** 小菜 **

小黄瓜段,剁椒,洪门咸鸭蛋,小鱼干,拌海带丝,拌藕丁

** 主食 **

麻姑长寿粉(牛肉),小米粥,老面馒头,米饭

◇ 参考文献 ◇

[1] 明实录:明孝宗实录[M].台湾研究院历史语言研究所,校印.台北:台湾研究院历史语言研究所,1962.

[2] 明实录:明世宗实录[M].台湾研究院历史语言研究所,校印.台北:台湾研究院历史语言研究所,1962.

[3] 邓里,许智范.明朝益藩王墓探秘[J].大众考古,2014(1):72-75.

第十章

建昌军药局与建昌帮

宋代医药采取部门官办形式,有专门负责皇帝宫廷的御药院和最高药政机关尚药局。官药局由太医局的"合药所""熟药库"合并而成,由政府经营,规模不断扩大。崇宁二年(1103年),宋徽宗将在京的官药局增加为5所,又单独设立2所"修合药所"作为专门的药品生产机构。同年,官药局开始向地方推广,通过制售成药、生药材,每年为政府取得巨大的经济效益。同时,中医药发展到宋代诞生了几部著作,在本草学上《经史证类备急本草》集北宋以前本草学之大成,代表了本草学的最新成就;在方剂学上,世界第一部官方主持编撰的中成药标准《太平惠民和剂局方》问世。在宋朝营造的医药行业与中医文化良好发展的氛围下,建昌军推行王安石的市易法并设立"建昌军药局",推行《太平惠民和剂局方》,提倡成方规范,依法炮制,建昌帮在此背景下逐步走向兴旺。

第一节 官方药局的兴衰

古代官药局,是指北宋熙宁年间面向社会开办的官营药业及其以后形成的全国药业工商体系。国家开办官营药业具有一定的前提,官方药局兴起也需政策支持,如官营商业的大政方针、推行市易法等。熙宁元年(1068年),宋神宗赵顼(1048—1085年)决定推行王安石变法,改变国家贫弱局面。熙宁三年推行变法政策,设"制置三司条例司",先后推出青苗法、农田水利法、免役法和市易法等一系列新法。熙宁五年,根据城市商业改革颁布的"市易法"规定,国家在京城和其他重要城市设置"市易务",职责是参与交易,吞吐货物,平抑物价。主要做法有:招募民间商人充当市易务的行人和牙人,从事货物买卖;向中小商人提供贷款和赊销货物,收取较低利息;商人向市易务售货,可领取现钱,亦可等价换取市易务的官货;平价收购市场滞销商品,缺货时又以平价向市场出售等。后来,市易务又与政府其他物资设立采购供应机构,如"杂买务""杂卖场""诸司库务"等,负责皇宫和驻京各政府机关除粮草外的物资采购供应。这些措施,既打击了商人操纵市场物价、放高利贷牟取暴利的行为,也遏制了官府自己采购吃回扣现象。推行市易法,王安石先在开封进行试点获得成功,物价稳定、市场繁荣、国税增加,之后又向杭州、扬州、成都、广州等21个大中城市推广。国家开办官营商业的大政方针,为开办官营药业提供了政策支持。

官药局体系经历了宋、金、元、明四个朝代 500 余年,到明代万历年间消亡,这是中国药业史上的重大事件。了解官药局的产生背景和发展历程,总结其成功经验与失败教训,既有历史文化价值,又有现实借鉴意义。但目前对它的研究存在一个误解和两个不足:认为官药局将药品纳入国家专卖是其误解;不足之一是研究重前期轻后期,之二是经验教训总结不够,其原因是史料收集难度大。

一、官药局发展历程的三阶段

(一) 宋代兴盛

根据市易法精神,国家开办官营药业,防止药商投机控制医药市场。

熙宁九年(1076 年),官药局创立且于六月开业,由"合药所"与"熟药库"合并而成,又称"熟药所"与"卖药所",制造成药面向社会销售,开业后经营红火。元丰元年(1078 年),官药局获得了与投入资金相等的利润收入。崇宁元年(1102 年),宋徽宗下诏,允许各州郡用地产药材等价换取官药局成药,深受地方和百姓欢迎。

崇宁二年,官药局进一步发展。一是扩大规模,卖药所增加到 5 所,另设 2 所"修合药所",专事成药生产。二是地位提升,隶属关系由太医局转到掌管国家财货政令、商税、贸易的中央机关太府寺,户部要派官员进行检查。三是名称变动,"卖药所"改名"惠民局","修合药所"改名"和剂局"。四是官药局在全国陆续推广,时任吏部尚书何执中向朝廷上奏"卖药所其惠甚大,当推行天下,凡有市集,务置处之"得到批准,淮东、淮西、襄阳、四川、陕西及各路会府都先后开办,盛时全国达到 70 局,形成了庞大的官营药业工商体系。五是因京城官药局年获利过多,达到 40 万缗,30 年增加了 16 倍。此时社会已有认为官药局丢掉了惠民目的的负面议论,政和四年(1114 年)又重视突出医药特色和惠民宗旨,开始降药价,"惠民局"与"和剂局"分别改名为"医药惠民局"与"医药和剂局"。

南宋初,宋高宗于绍兴六年(1136 年)诏京城临安(今杭州)置官药局,共置 4 所惠民局、1 所和剂局。二十一年,又诏诸州置惠民局,发给成药配本《太平惠民和剂局方》,全国药局均使用"太平惠民局"之名。

太府寺对官药局管理十分严格,采取了以下措施:生产成药的处方,经药局审定后才被选用;设"收买药材所",置"辨验药材官"鉴定药材真伪优劣;禁止用不合格生药制造成药,对陈损药材予以烧毁;制定成药配本《太平惠民和剂局方》(内含炮制规范《论炮炙三品药石类例》),配方、制药按《太平惠民和剂局方》要求由"修合官"负责实施;药品包装,内装仿单,外贴药品说明书"贴榜"及"和剂局记"的印记商标;出局有官员负责检查,销售又各有官员监督;官府派兵丁对药局巡防保护,和剂局派 10 人,惠民局派 4 人;惠民局实行单双日轮流启闭制,启则卖药,闭则清算前日卖得的药钱;药钱每 5 日一次交收买药材所和杂买务,供采购药材和其他物品之用;晚上有人轮流住宿值班。其中奖惩措施有:制售假药徒一年;晚上不值班、百姓急病不及时卖药、利用职权从廉卖药、占公家便宜及谎报实情者,杖一百;辨验药材官作伪鉴,修合官制药不合格者罢官;局内人偷药、食用成品,告发者赏钱 20 贯,监官未察觉者罚钱 20 贯;偷药、虚报冒领者,以偷盗论罪;因保管不善造成损失要负责赔偿;药局的管理官员、技术人员,都应该能够胜任;对办药局有功之人,可提前晋升。

官药局药品质量高,价格低,服务好,因而顾客盈门,获利丰厚,既赢得社会称赞,又受到朝廷嘉奖。不少宋人著作都记载了当时的盛况,如南宋文学家周密喜好医药,在临安任过 5 年和剂局监察官,于《癸辛杂识》中记载:"和剂惠民药局,当时制药有官,监造有官,监门又有官。药成,分之内外,凡七十局,出售则又各有监官,皆以选人经任者为之,谓之京官局……悉属太府寺。其药价比之时直损三之一。每岁糜户部缗钱数十万,朝廷举以偿之。"蔡絛在《铁围山丛谈》卷六中记载:"都邑惠民多增五局,货药济四方,其盛举也。岁校出入,得息钱四十万缗,入户部助经费……时上每饬和剂局,凡药材告阙,俾时上请焉。"有人统计,崇宁年间全国财政年收入 6 000 万缗,京官局上交 40 万缗,占 0.67%,证明官药局的设立确实取得了社会效益和经济效益双赢的效果。

宋代官药局产生与发展意义重大。第一,它是一种经济体制创新,使宋代药业出现了官营、民营两种所有制并存局面,二者相互竞争、补充,有利于药业发展。第二,官药局体制在全国州县推广,改善了城乡人民的医药供应。遇灾情、疫情和军需,能够迅速组织药品生产进行救治。第三,官药局颁行的《太平惠民和剂局方》是成药生产的国家标准,为宋代及后世的成药生产、宣传推广发挥了重大作用。第四,官药局是国家级制药业,规模相对较大。产品以成药形态流通,提高了药品附加值,促进了经济效益,带动了药材生产流通,使药业的整体水平上了一个新台阶。

(二) 金元继承

金朝在海陵王完颜亮贞元二年(1154 年),仿宋制置惠民药局,朝廷设惠民司进行管理。元朝推行官药局体制十分积极,《元史·食货志四》有较详记载。元太宗窝阔台灭金后的第三年(1237 年),燕京等十路置局,官给银 500 锭为规运之本。元世祖忽必烈中统二年(1261 年)、四年,又命大都、上都置局,朝廷对本金收 1.5% 的极低利息。至元二十五年(1288 年),各局都报经营亏本,忽必烈怒令全部停业。十年后,元成宗铁穆耳又令各路置局,根据民户多少拨给官本:腹里(中央直辖区)3 780 锭,江浙行省 2 615 锭,湖广行省 1 150 锭,江西行省 300 锭,河南行省 270 锭,辽阳、四川、陕西行省各 240 锭,甘肃行省 100 锭,云南行省贝币 11 500 索。湖广行省韶州府惠民药局不仅向社会供应药品,还组织南北药材交流,扩大了官药局的职能范围。

(三) 明代后期逐渐衰亡

官药局体制历时 500 余年(1076—1619 年),在明代万历年间衰亡,然而官药局的衰亡是一个渐进的过程。宋代,官药局在初建的一段时期有过增收惠民的辉煌成就,受到朝廷嘉奖和社会赞扬。可是后来因内部产生以权谋私、官商作风,供应品种减少,侵占、偷盗等腐败违法现象留下骂名。南宋文人俞文豹在《吹剑录外集》中说:"朝廷置惠民局、太医局,所以达济利之心,赞仁寿之治也。今惠民局以药材贵而药价廉,名虽存而实则泯。职其事者,太府丞也。非惟药材不能通晓,而骤迁倏易,亦不暇究心职业。""所谓四局官,止于受成坐肆而已。惟吏辈寝处其间,出入变化,皆在其手。

药材既苦恶,药料又减亏,稍贵细药,则留应权贵之需。四局所卖者,惟泛常粗药,缺者多而赎者亦罕。一局输费,为数不赀。民受其名,吏享其实。故都人谓惠民局为'惠官局',和剂局为'和吏局'。"事实的确如此,徽宗朝权臣童贯被罢官抄家时,发现私库中藏有和剂局理中丸数千斤,也进而说明北宋官药局的腐败。

元代官药局,曾因经营亏本一度"悉罢革之"。明代中期以后,政治日益腐败。皇室、权贵、富商大量兼并土地,建立不纳税的庄园,还纷纷开客栈和商铺。

嘉靖至崇祯六位皇帝是明朝的晚期。嘉靖时首辅严嵩专断国政 20 余年。其子严世蕃甚至无耻自夸:"朝廷不如我富""朝廷不如我乐"。而嘉靖三十年,朝廷亏空白银近 400 万两。万历年间(1573—1620 年),政治更加腐败。皇帝 20 多年不理朝政,个人有皇田 210 万亩,赐其子福王田 200 万亩,赐其弟潞王田 400 万亩。3 人占万历六年全国耕地 5.1 亿亩的 6.3%。北京戎府街有皇帝与宦官合伙开办的宝和、和远、顺宁、福德、福吉、延宝 6 家皇店,专门经营各地运来的杂货及犀角、象牙、珍珠、人参、鹿茸、朱砂、水银及其他药材,对官药局进行釜底抽薪。皇室追求私利,辽东又有后金威胁,明代官药局有的关闭,有的脱离工商实业,变成为病者诊病卖药的卫生机构。嘉靖时医史学家李濂在《惠民药局记》中有明确记载:"凡抱病而致者,咸集栅外,而内科、外科,各习其业,诊病叩源,对证投药。"惠民药局在疫病流行时,也奉命制药参与救治,如嘉靖二十一年(1542 年),京师疫病流行,太医院和惠民药局都依方制药,在城门等处散发。但是,万历十五年(1587 年)五月京城疫病流行,京师则在 5 个城门现开药局救治。从五月十五日到三十日,问病求药者日以千计。旬日后疫情解除,共治病者超过10 万人,共用药品超过 20 万斤。由此看来,官药局大致是在万历年间消亡。另外,明代官药局在内患重重的同时,遇到了迅速发展的民营药业有力竞争,促使其加速衰亡。

二、官药局兴衰的重要启示与核心价值

古代官药局五百年有过成功时期和辉煌成就。它传下来的不少成药和炮制制剂标准经过了几百年实践,值得研发提高;它留下来的重要启示和核心价值,如竞争意识、严格管理优质服务、双赢效果等,是中医药文化的宝贵遗产,值得总结借鉴。笔者认为最重要的有如下四点。

（一）高层重视

宋朝皇帝接受了唐德宗时宰相陆贽（后称陆宣公）提出的"医以活人为心。故曰，医乃仁术"思想。宋太宗、宋徽宗都将医学称为"仁心""仁术"，将发展医学称为"仁政之急务"。加上推行官药局体制是国家方针、政府行为，高层当然会更给予重视。多位宋朝皇帝的密集亲问，作用无疑是决定性的。如宋神宗诏令创办京城熟药所开官营药业先河，并对其经营成功进行奖励。宋徽宗关心和剂局药材原料是否紧缺，并亲自为其选送优秀人才。宋高宗下诏打击冒充和剂局生产的假药，并确定使用"和剂局记"的贴字印记商标进行保护等。

（二）定位惠民

开办官药局的初意，是打击私商操纵药价因而有利于民。后来，官药局自身出现药价偏高，利润过大，被朝廷纠正重新回到惠民上来。官药局的三位官员陈师文、裴宗元和陈承，在奉命修订《太医局方》，将出《和剂局方》时，向宋徽宗上了一份《进表》，他们在末尾处保证："将见合和者得十全之效，饮饵者无纤芥之疑……纳斯民于寿康，召和气于穹壤，亿万斯年，传之无极，岂不韪欤！"对药业的要求和地位提得如此之高，是非常有远见的。医药的惠民宗旨，加上务必确保药品的安全性和有效性，这是官药局留给我们的核心价值。

（三）标准管理

熙宁九年（1076年）官药局建立，元丰年间（1078—1085年）制定成药标准《太医局方》，供依方制药售卖。随着官药局生产经营规模不断扩大，对《太医局方》又进行了5次大的增补修订：北宋1次，书名改称《和剂局方》；南宋4次，书名改称《太平惠民和剂局方》，前后共历150年。朝廷将《太平惠民和剂局方》发至全国各局，令其遵照执行。南宋宁宗嘉定元年（1208年）第3次修订时又制定了官药局的炮制规范《论炮炙三品药石类例》，将185种药材的炮制方法纳入法定要求，写入《指南总论》附于书后。实施两个标准，既保证了药品质量，又方便了生产经营，对当时和后世也产生了重大影响。元代著名医学家朱震亨在《局方发挥》中有一段精湛评述："和剂局方之为书也，可以据证检方，即方用药，不必求医，不必修制，寻赎见成丸散，病痛便可安痊，仁民之意可谓至矣。自宋迄今，官府守之以为法，医门传之以为业,病者恃之以主命,世人习之以成俗。"

(四)选用人才

从国家医学毕业生中和其他渠道选用人才,并进行职务品阶升降与业绩挂钩的动态管理,使官药局聚集了不少优秀的管理人才和技术人才,如陈师文、裴宗元、陈承、寇宗奭、许洪、周密等。寇宗奭被宋徽宗重用的事例,成为中国药业史上的一段佳话。

第二节　建昌军药局

南宋哲学家袁燮(1144—1224年),字和叔,人称"絜斋先生"。《絜斋集》为其主要著作之一,共24卷,第10卷收有《建昌军药局记》一文,是了解建昌帮起源的重要文献资料之一。

一、《建昌军药局记》解析

为了深入探究建昌帮起源与建昌军药局的关系,本节对《建昌军药局记》全文进行解析。

记载:阴阳、风雨、晦明,天之六气也。过则为灾,人以蕞尔之躯,常与是六者相遭,护养不至,有感于气之过差,不病者稀矣。若古先民,念斯民受病之苦也,非药不去。而药之为性,有温、有热、有寒、有平,其品不一。于是乎名之,曰"君",曰"臣",曰"使佐"。而为制之方,精切密微,毫发不差。随病而施之,或补,或泻,抑其过,助其不及,而反之和平,此全济群生之大用也。而罔市利者,轧欲以琐琐私意,而曾损剂量之。可乎?

解析:絜斋先生在本段拟提出建立建昌军药局的必要性。絜斋先生从人生病的基本病机"六淫"开始阐释,进一步提出中药使用的复杂性,从而论证建立官办药局的必要性。"阴阳、风雨、晦明"絜斋先生谓之"六气",乃是自然界中的六种变化,亦有文献将这六者与"风寒暑湿燥火"同称为"六淫",六淫乃是中医认为导致疾病发生的外因。人体以自身抵御外部六气,稍有养护不够就导致疾病发生,六气过度则导致成灾。古时的先民,惦念百姓生病的疾苦,用药治疗疾病。

而药物的药性,有"温、热、寒、平",这里主要是指药物的四种性质,《幼科铁镜》云"寒热温平,药之四性",《唐六典》云"三性,谓寒、温、平"。现在常称"寒、热、温、凉"为药物四性,平不单独列出,但是实际上平是一种很重要且普遍存在的药性。

于是,用药便需要讲究"君臣佐使",君臣佐使是中药组方的配伍原则,首见于《神农本草经》,但并非今日"君臣佐使"的含义。《素问·至真要大论》曰"主病之谓君,佐君之谓臣,应臣之谓使",与今日的"君臣佐使"基本一致:君药是针对主病或主证进行治疗的药物;臣药是辅助君药或针对次要矛盾进行治疗的药物;佐药分为佐助、佐制、反佐三种;使药是引经药和调和药。根据疾病施用药物,或补人体阴(阳)不足,或抑人体阴(阳)过盛部分,使人体处于平和的状态,起到拯救苍生的大用途。一些只重视利益的人,容易因小小的私利,而增加或减少剂量,这样势必不利于疾病治愈。

记载:今建昌太守丰侯,廉直自将,果於为善,以乃祖清敏公自律。其倅洪都也,属岁大疫,挟医巡问,周遍於委巷穷阎之间。察其致病之源,授以当用之药,药又甚精,全活者众,郡人甚德之。及来旴江,仁心恻怛,如在南昌时。慨念先大父为政此邦,如古循吏,追述厥志,而敬行之。捐钱三百万,划两区,萃良药,惟真是求,不计其值。善士施之,一遵方书,不参己意,具而后为,阙一则止。愈疾之效立见,人竞趋之,而不取盈焉。

解析:絜斋先生在本段拟提出建立建昌军药局的背景。当时建昌太守丰侯(丰有俊,乃是丰清敏四世孙),是廉直、果敢、善良之人,以他祖先清敏公为标榜自律。此处"清敏公"应是丰清敏,本名丰稷,字相之,宋代明州鄞县人,历监察御史、国子祭酒、御史中丞、吏部侍郎、工部尚书兼侍读、礼部尚书等职,为当世名臣,南宋建炎四年,朝廷追赠谥号"清敏"。丰侯在洪都当副官时,遭遇瘟疫,便带领医生在简陋破巷巡诊,寻找病源,精准用药,治好了不少百姓,治下百姓都称赞他的才能。到旴江任职时,富有仁爱恻隐之心,一如在南昌时。他感慨已经过世的祖父在这里为官,像古代循吏,继承并效仿其遗志。捐钱三百万贯,建立场所,制作良药,只求真,不计代价。有德之人掌管,谨遵方书,不掺杂私念,必须按要求,缺一不可。治疗疾病非常见效,人们竞相来看病,不牟取暴利。

记载:贻书属余识所以设局不规利意,庸告后人。余以为视民如子,牧守职也。子疾父母疗之,真情之发,自不容己,岂曰"利之云乎"哉!成周医师之识,统于天官,邦有疾病,分而救之,为民而已,公家无所利焉。侯固有志于古者,直给之药,夫岂不愿?顾有限而难继,贸易之举,虽不能直给,要相继而不竭,侯于是有取焉。药物既良,不责其息,亦不戾于古矣。侯之救民,不惟而身之康,抑又康尔心焉。秉彝之懿,戕于物欲,不尔鄙夷,善教而药之,所以康尔心也。身与心俱康,此所谓或其疗者耶。若夫较计识悉,急于牟利,药不及精,与市肆所鬻无别。虽岁时民病,且莫能疗,又岂能康尔心耶?君子是以知侯之为贤也。侯名有俊,字宅之,四明人。

解析:絜斋先生在本段对于之所以设建昌军药局提出了个人的看法,认为设局而不追求利润是大善之举。絜斋先生认为视所辖人民如同自己的子女一样是牧守的职责,就像孩子生病父母为其求医治疗,是真情流露,自然不会考虑个人得失,更谈不上利益。周朝时,医生都是由天官统一管理,城邦有疾病流行时,分散医疗资源救助,都是为了人民,政府并无利可图。丰侯虽然有志向学习古时的做法,直接把药送给老百姓,他岂能不愿意?但是,这样就难以为继,想要维持下去不衰竭,不能直接送给老百姓,所以丰侯还是收取费用的。药物质量优良,不追求利息,也不违背古人精神。丰侯救民,不只是身体健康,而且也带来了心灵健康。之所以说心灵健康,主要是他教人不沉迷于物欲。身心都健康,才是真正的治疗其根本。如果斤斤计较,急功近利,药品不精益求精,与市场上卖药之人无区别,到时疾病流行的时候无法治愈,又怎样心灵健康呢?因此,君子才能理解丰侯贤能之处。

二、建昌军药局对建昌帮的影响

唐代我国官方出版第一部药典《新修本草》,第一部中药炮制专著《雷公炮炙论》在南北朝时已在民间流传,可见当时我国整个社会的医药事业在不断发展,人们对药物的应用、药物的真假优劣、加工炮制已有较深的研究和较高的要求。宋朝时建昌人对药物的认识和实践已有了较大的进步,讲求药物质量和药效精良,能够改变药性制备药物,有目的性地使用药物以适应临床治疗的需要;已有追求良药,反对药不及精、增损剂量、牟求私利的做法。处于这种社会背景下,宋代袁燮为建昌撰写了《建昌军药局记》,可见当时建昌药业状况。药局的设立也反映宋朝建昌官府对药业的重视态度。因此从宋朝时起,讲求药物质量和药业信誉的可靠便已成为建昌药业发展的方向。元代,盱江名医迭出,盱江医学体系形成,建昌药业随之发展。宋代,南城作为政治改革家王安石家乡临川的近邻,积极推行他的"市易法"。官府设立"建昌军药局",推行《太平惠民和剂局方》。军药局控制医药市场,"重抑药价""不规利意",药物"唯真是求",依法炮制,收到了"愈疾之效立见,人竞趋之"的效果,打击了私自增损剂量,以假冒真和"药不及真""急于牟利"的市利者,初步树立了建昌药业的职业道德标准。

◇ 参考文献 ◇

[1] 于峥,鲍继洪.五运六气珍本集成[M].北京:中医古籍出版社,2017.

[2] 刘辉.宋代官药局的沿革及相关问题考论[J].南京中医药大学学报(社会科学版),2021,22(4):282-286.

[3] 唐延猷.古代官药局五百年[J].中医文献杂志,2010(4):7-10.

第十一章

南城县中药资源

　　南城县位于江西省东部，抚州市中部，地处东经 116°24′~116°57′，北纬 27°18′~27°47′，有丘陵、山地和河谷平原 3 种地貌类型，为中亚热带季风性温润气候。境内气候温和、四季分明、雨量充沛、光照充足，年平均气温为 17.8℃，年降水量约 1 650mm，年光照时数约为 1 700 小时，年平均无霜期为 265 天，充足的水源与日照为中药材浸润、晾晒、炮制提供了优越的自然条件。县域面积 1 698 平方千米，辖 10 镇 2 乡 150 个行政村，总人口 35 万，城市人口 18.4 万人，城镇化率 57.3%，森林覆盖率 68.34%。2018 年，全县完成生产总值 132.86 亿元、同比增长 8.4%；财政总收入 16.45 亿元、同比增长 7.7%；固定资产投资同比增长 10.5%；规模以上工业增加值同比增长 8.8%；社会消费品零售总额 49.6 亿元、同比增长 10.9%。

　　南城历史文化底蕴深厚，迄今已有 2225 年的历史，是江西建县最早的 18 个古县之一，素有"赣地名府、抚郡望县"之称。其悠久历史孕育了麻姑长寿文化、洪门益王文化、建昌帮中药文化等影响深远的地域文化。明太祖朱元璋六世孙益端王朱祐槟曾就藩于南城，史称建昌府。古代南城县为建昌府治所在地，所辖区域修有大路南通广东，东往福建，水路有盱江经赣江到达长江，四通八达的交通网为南城成为重要的中药材集散地奠定了基础，也为建昌帮中药炮制技艺的传播提供了便捷。由于地形、母质及人为活动等成土因素的影响，南城县形成了多种土壤类型，主要有水稻土、草甸土、红壤土、紫色土 4 个土系，适宜种植多种中药材。南城县药材种植历史悠久，清代《植物名实图考》明确注明产地为建昌的药材就有 62 种，如大柴胡、紫菀、天葵子、山慈菇、姜黄、厚朴等。

第一节　南城县中药资源种类和产量现状

　　南城自古以来就是中医药发展重镇，是建昌帮和盱江医学的发源地。

建昌帮和樟树帮合称为江西帮,为全国 13 大药帮之一,药界至今还有"药不过樟树不灵,药不过建昌不行"之说。全县拥有广明大健康产业集团有限公司、建昌帮药业有限公司、江西百神昌诺药业有限公司等中药材企业 15 家。2017 年,南城工业园区医药工业完成产值 21.04 亿元,同比增长 80%;实现工业增加值 5 亿元,同比增长 80%;医药商业实现销售收入 21.02 亿元,同比增长 78%。南城县突出养生养老和健字号、消字号、食字号这一方向,瞄准保健品市场品牌,精准发力,到 2022 年,全县中医药产业主营业务收入已达到 100 亿元。

一、南城县中药资源种类

南城县药用资源种类丰富,根据《南城县志》记载,南城县的药用植物有黄精、香薷、姜黄、前胡、白芍、麦冬、牛膝、紫苏、菖蒲、益母草、木贼、车前、杜衡、艾、茴香、佩兰、天南星、何首乌、蓖麻、关公须、夏枯草、老鹳草、半夏、千里光、谷精草、五加、苍耳、蒺藜、冬葵、淡竹叶、枸杞、骨碎补、蒲公英、黄连、土人参、沙参、杜鹃兰、橘、酸橙、乌药、木瓜、杏、桔梗、使君子、薯蓣、钩藤、香附子、忍冬、山栀、茵陈蒿、白花蛇舌草、八角莲、穿心莲、七叶一枝花、过路黄、栝楼、红花、芦苇、土三七、半边莲、地黄、冬瓜、党参等。

第三次全国中药资源普查数据显示,南城县共有野生、家种动植物药材 152 种,隶属 81 科,其中植物药 138 种,动物药 14 种,蕴藏量达 325 吨。据第四次全国中药资源普查数据,南城县共有中药资源 438 种(附录 3),分属 129 科,323 属,野生药材蕴藏量多达 7 580.71 吨,与第三次全国中药资源普查时期相比,药材品种和蕴藏量均显著增加。江西省的道地药材有枳壳、车前子、夏天无、延胡索、香薷、鸡血藤、乌鸡、蔓荆子、荆芥、薄荷、乌药、前胡、泽泻、钩藤、防己、金银花、黄花石斛等。这些药材大部分都在南城县有野生资源,且大部分江西道地药材在南城都适宜种植,可以作为南城县发展中药材生产的首选品种,种植的药材具有产量高、品质好和药用成分含量高的优点,如南城县传统栽培的山药(药用品种)品质上乘,深受市场欢迎。近三年来栽培的丝瓜络、白花蛇舌草、麦冬、凤仙花和白芷等品种在南城县也表现较好,可作为比较重要的栽培品种,发展相关产业。

二、南城县中药材种植现状

自 2017 年以来,南城县中药材种植快速发展,种植面积从 2016 年的不足 900 亩发展到 2018 年的 3 万亩,主要栽种白芍、枳壳、牡丹、麦冬、半夏等道地药材。栽培品种以草本、藤本药材居多,占总数的 80% 以上。其中比较集中的有麻姑山入景公路中药材种植基地 2 000 亩(种植白芍、牡丹),现代农业示范园中药材种植基地 600 亩(种植麦冬),丰德线沿线 580 亩(种植白芍、泽泻),里塔、洪门片区 2 000 亩(种植枳壳),其他分布在各乡镇。到 2021 年 4 月,南城县 5.2 万亩中药材种植任务已全部落实到位,包括 2 000 亩黄精基地、1 000 亩代代花基地、500 亩何首乌基地,许多乡镇已超额完成播种计划任务,其中徐家镇排头村建立了 600 亩中药材良种繁育基地。为促进中药材发展,南城县中医药产业发展服务中心组织编印了半夏、枳壳、黄精等中药材绿色有机栽培技术手册,并把包含专家联系卡、药材奖励政策和种植教程等"春耕大礼包"一起送至田间地头,以解决群众春耕生产中的实际问题。

南城县中药材种植模式有专业户种植、"公司＋农户"等。2018 年以前,以药材公司种植为主,占 80% 以上,"公司＋农户"的种植模式占 15% 以上,专业户种植不足 2%。2019 年,全县发展枳壳种植 9 000 亩,均为农户分散种植,此后,农户及专业户种植的比例才得以提高。

由于中药材种植刚刚起步,相关技术人员缺乏,技术指导主要依靠中药材种植公司的技术力量。随着南城县中医药产业的发展,中药材种植规模扩大,许多农户的中药材栽培技术不过关,以致种植水平参差不齐。特别是在"公司＋农户"的种植模式中,长势好的药材不足20%;即使是药材公司种植的,也因为种植农民工缺乏技术,长势好的药材也不足 70%;只有专业户具有较成熟的中药材栽培技术,且每户种植的中药材面积较小(最大种植面积不超过 750 亩),栽培的中药材长势良好。

为鼓励企业(农户)开展中药材规范化种植,南城县政府出台了《南城县扶持中药材种植实施方案(试行)》,对单一品种种植面积连片达 50 亩以上的种植户和集中连片种植面积达 100 亩以上的种植公司及龙头加工企业,按照中药材品种名单及要求进行种植的,县财政依据种植药材的类别分三年给予每亩 200~2 000 元的补助,并将中药材种植纳入地方特色产业保险范围,以此鼓励和引导中药种植规模化、规范化、标准化生产。南城县 2018—2020 年共有 4 329.72 亩中药材种植达到补助标准(表 11-1)。

表 11-1　南城县 2018—2020 年中药材种植补贴情况（单位：亩）

乡镇	2018 年度跟踪验收合格面积	2019 年度跟踪验收合格面积	2020 年度验收合格面积	小计
建昌	915.45	192.86	296.79	1 405.1
万坊	362.55	—	324.09	686.64
株良	81.86	308.45	95.6	485.91
里塔	162.37	236.64	—	399.01
新丰街	—	75.19	227.77	302.96
天井源	—	162.43	46.81	209.24
上唐	32	—	—	32
洪门	—	155.62	—	155.62
龙湖	255.57	50.13	—	305.7
徐家	—	82.34	—	82.34
浔溪	—	—	147.17	147.17
沙洲	—	—	118.03	118.03
合计	1 809.8	1 263.66	1 256.26	4 329.72

三、南城县鼓励中药材种植养殖的政策支持

江西省南城县高度重视中医药产业发展，把中药产业作为战略性新兴产业，围绕打造"十亿企业、百亿产业"的中药产业发展目标，出台了一系列鼓励中医药产业发展的政策。

2016 年 12 月，南城县制定出台了《南城县中医药产业发展实施意见》，设立 5 000 万元发展基金，规划建设 1 000 亩中医药产业园，大力实施"123"发展计划，建设"一大市场、二个中心、三大基地"。"一大市场"即中药材专业交易市场；"二个中心"即中药材电子商务交易中心和区域性中药材检测中心；"三大基地"即中药材种植基地、中药饮片生产基地和中成药制造基地。力争到 2020 年初步形成有南城特色的中药材资源、中医药产业、"建昌帮"中医药文化等各种中医药品牌。目前，南城县拥有活血止痛胶囊、蛇胆川贝液等一批具有独立知识产权的中成药品牌，以及煨附片、姜半夏、明天麻、贺茯苓等一批具有比较优势的中药饮片产品。

2019 年 11 月 27 日，江西省人民政府办公厅印发《江西南城"建昌帮"

中医药振兴发展实施方案》,指出充分发挥南城中医药特色资源优势,因地制宜,引进和培育中医药龙头企业,发展配套产业,促进人才、资金、技术、资源、物流等要素在南城集聚,与乡村振兴深度融合,合力向外拓展,实现"医、药、养、游"融合发展。到2022年,"建昌帮"中药炮制品牌效应彰显,全产业链产业规模达300亿元;到2025年,形成中医药一、二、三产业融合发展格局,形成与乡村振兴发展、与相关产业融合发展局面,培育1~2家中医药上市企业,力争产业规模达到500亿元,中医药产业集群基本形成;到2030年,成功打造国家级中医药产业集群,培育1~2家全国百强龙头企业,3~5个中医药全国知名品牌,力争产业规模达到1000亿元。《江西南城"建昌帮"中医药振兴发展实施方案》的主要任务之一是实施中药材保障能力提升工程,包括:

(一) 推进中药材标准化、规模化种植

坚持"建昌帮"炮制以野生药材为主,立足市场需求,巩固现有中药材种植基础,突出中药材道地性、有机性和规模化。统筹、有序、有效提高中药材种植面积,提升中药材种植效益。以枳壳、白花蛇舌草、黄精、重楼、何首乌和泽泻等道地药材,尤其是旴江医学习用的特用药材为主,到2020年,全县种植面积达5万亩,其中道地药材种植达2万亩;到2025年,力争实现6万~8万亩。选择南城县本地4大优势品种进行优先推广种植。

大力推进中药材规范化种植和有机中药材种植,打造徐家镇、里塔镇、株良镇等3~5个区域性有机中药材品牌和标准。加快新型经营主体培育,大力引导支持省内外龙头企业、科研院校、旅游服务集团对接药材种植基地、良种繁育基地。

积极引导农村土地流转,推行"企业+基地+农户""企业+基地+合作社+农户"等运行模式,加强道地药材、大宗药材、名贵特色药材的标准化、规模化、产业化种植基地建设,实现中药材初级加工从分散生产向组织化生产转变。

(二) 打造中药材良种繁育基地

建设省级中药材良种繁育基地,大力加强区域性特色中药材种源保护。与省内外高水平科研机构加强协作,围绕枳壳、白花蛇舌草、黄精、重楼、何首乌和泽泻等道地药材,开展标准化、规模化、产业化良种选育

繁育和种源保护,大力推广使用优良品种,从源头上确保优质中药材的药性药效。建立种苗溯源和评价体系,更好地为药农、药商和药企提供信息服务。

(三) 推进药材种植、科研、观光融合发展

积极推进中药材种植加工企业与服务企业融合发展,打造集生态观光、农业休闲、科研教学、技术培训、中医药科普为一体的高水平中药材标准化种植展示园,将科研、教学等嵌入种植、生产、加工流程,将生态观光与中药材种植、加工串联起来。推进中药材种植、旅游文化产业与乡村振兴发展深度融合。突出中医药养生特色,引导中医药产业与文化、旅游、大健康产业融合联动发展。挖掘麻姑长寿文化内涵,将中药材种植和中医药文化融入麻姑山风景名胜区开发建设。

2020 年 7 月 29 日,南城县人民政府与江西省标准化研究院(现江西省质量和标准化研究院)签署标准化战略合作协议,旨在借助省标准化研究院的技术和人才优势,推动南城县中药材标准化工作的开展,从而促进中药材产品质量的提升。目前南城县人民政府与江西省标准化研究院在中药材相关地方标准、南城县团体标准、建昌帮中医药标准化试点建设等领域进行了愉快而富有成效的合作。

第二节 主要中药材品种

目前南城县主要种植的中药材品种有枳壳、车前子、白花蛇舌草、黄精、泽泻、白芍、麦冬、半夏、钩藤、何首乌等。

一、枳壳

枳壳为芸香科植物酸橙 *Citrus aurantium* L. 及其栽培变种的干燥未成熟果实。7 月果皮尚绿时采收,自中部横切为两半,晒干或低温干燥。栽培变种主要有黄皮酸橙 *Citrus aurantium* 'Huangpi'、代代花 *Citrus aurantium* 'Daidai'、朱栾 *Citrus aurantium* 'Chuluan'、塘橙 *Citrus aurantium* 'Tangcheng'。主要含有黄酮类、生物碱类、挥发油类以及香豆素类等有效成分。性味苦、辛、酸,微寒。具有理气宽中、行滞消胀的功效。用于胸胁气滞,胀满疼痛,食积不化,痰饮内停,脏器下垂。

枳壳主产于四川、江西、湖南、福建等地。江西为其道地产区，所产枳壳具有皮青、肉厚、色白、味香的特点，称为"江枳壳"或"商州枳壳"，产量占全国总产量的 1/3 以上，是江西省四大"道地药材"之一。江西产枳壳的价格整体上高于湖南产枳壳，如 2016 年 7 月江西产枳壳 43 元 /kg，而湖南产枳壳 19 元 /kg；2021 年 3 月江西产枳壳 18 元 /kg，而湖南产枳壳 15.5 元 /kg。枳壳年需求量为 5 000~6 000 吨，一般种植 5 年后开始挂果，随着嫁接技术的运用和品种改良，嫁接苗只需 3 年即可挂果。

二、车前子

车前子为车前科植物车前 *Plantago asiatica* L. 或平车前 *Plantago depressa* Willd. 的干燥成熟种子，夏、秋二季种子成熟时采收果穗，晒干，搓出种子，除去杂质。性味甘、寒。具有清热利尿通淋，渗湿止泻，明目，祛痰功效。用于热淋涩痛，水肿胀满，暑湿泄泻，目赤肿痛，痰热咳嗽。

车前子是我国常用传统中药，主产于江西、四川、安徽、浙江、黑龙江、辽宁等地。车前子是江西省著名道地药材之一，栽培历史长达 300 余年，年平均种植面积在 4.95 万亩左右，平均亩产量 150~200kg。江西省车前子产量占全国的 70%，具有粒大、种脐明显和颜色黑的特征，被称作"凤眼前仁"。

三、白花蛇舌草

白花蛇舌草为茜草科植物白花蛇舌草 *Scleromitrion diffusum* Willd. 的干燥全草，夏、秋两季采收，除去杂质，晒干。性味苦、甘、寒。具有清热解毒，消肿止痛功效。用于阑尾炎、气管炎、尿路感染、痈肿、疖疮、毒蛇咬伤等。

白花蛇舌草作为民间常用药物的一种，在山东、江西、上海、湖南和江苏等地方中药材标准中均有收录，其因具有的抗肿瘤和调节免疫活性受到密切关注。野生资源主要分布于江西、湖南、福建等地，但随着过度开采，现几个产区也多发展成种植，尤以河南种植的量最大。野生白花蛇舌草的价格整体上高于栽培品种，如 2016 年 5 月野生白花蛇舌草 13 元 /kg，而栽培品种为 11 元 /kg；2021 年 5 月野生白花蛇舌草 9 元 /kg，而栽培品种是 7.5 元 /kg。

四、黄精

黄精为百合科植物滇黄精 *Polygonatum kingianum* Coll. et Hemsl.、黄精 *Polygonatum sibiricum* Red. 或多花黄精 *Polygonatum cyrtonema* Hua 的干燥根茎。春、秋二季采挖，除去须根，洗净，置沸水中略烫或蒸至透心，干燥。性味甘、平。具有补气养阴，健脾，润肺，益肾功效。用于脾胃气虚，体倦乏力，胃阴不足，口干食少，肺虚燥咳，劳嗽咳血，精血不足，腰膝酸软，须发早白，内热消渴。

黄精是药食同源品种，按性状不同分为 3 种，即"大黄精""鸡头黄精""姜形黄精"，江西所产多为姜形黄精。我国黄精年需求量约 4 000 吨，其中约 70% 用于食用，仅 30% 用于药用和提取。野生黄精为黄精药用主要来源，全年可采，主产期集中在 11 月至次年 3 月，但是野生资源量逐年减少，且恢复起来较为困难（黄精的根茎生长周期要 2~4 年，种子繁殖需要长达 5~6 年），其价格整体呈上涨趋势，市场上也逐渐出现栽培品种。

五、泽泻

泽泻为泽泻科植物东方泽泻 *Alisma orientale*（Sam.）Juzep. 或泽泻 *Alisma plantago-aquatica* Linn. 的干燥块茎。冬季茎叶开始枯萎时采挖，洗净，干燥，除去须根和粗皮。性味甘、淡、寒。具有利水渗湿，泄热，化浊降脂功效。用于小便不利、水肿胀满、泄泻尿少、痰饮眩晕、热淋涩痛，高脂血症。

泽泻为常用大宗药材，年需求量在 7 000 吨左右，主产于四川、广西、福建等地，江西也有栽培。泽泻每年 6 月左右种植，在当年 11 月到次年 1 月即可采收，在地生长时间只有 7~8 个月，生长周期短，因而价格短期内波动较频繁。

六、白芍

白芍为毛茛科植物芍药 *Paeonia lactiflora* Pall. 的干燥根。夏、秋二季采挖，洗净，除去头尾和细根，置沸水中煮后除去外皮或去皮后再煮，晒干。性味苦、酸、微寒。具有养血调经，敛阴止汗，柔肝止痛，平抑肝阳功效。用于血虚萎黄、月经不调、自汗、盗汗、胁痛、腹痛、四肢挛痛、头痛眩晕。

白芍为名贵中药材，主产于安徽亳州、浙江磐安、四川中江和山东菏泽。白芍的基源植物芍药因品种丰富、花色鲜艳、花形妩媚，故有较高的观赏价值，且因适宜种植的特性，也常作为观赏植物。

七、麦冬

麦冬为百合科植物麦冬 *Ophiopogon japonicus* (L.f) Ker-Gawl. 的干燥块根。夏季采挖，洗净，反复暴晒、堆置，至七八成干，除去须根，干燥。性味甘、微苦，微寒。具有养阴生津，润肺清心功效。用于肺燥干咳，阴虚劳嗽，喉痹咽痛，津伤口渴，内热消渴，心烦失眠，肠燥便秘。

麦冬是一种具有 2 000 多年应用历史的常用大宗药材，分布于四川、浙江、江苏、广西、湖北等地，四川和浙江所产麦冬分别习称为"川麦冬"和"杭麦冬"；麦冬和山麦冬的总产量在 8 万 ~10 万吨，其中四川所产麦冬（川麦冬）和湖北所产麦冬（山麦冬）占全国麦冬产量的 90% 以上。四川省绵阳市三台县是麦冬的最大产区，也是亚洲最大的麦冬生产基地和产品集散地。

八、半夏

半夏为天南星科植物半夏 *Pinellia ternata* (Thunb.) Breit. 的干燥块茎。夏、秋二季采挖，洗净，除去外皮和须根，晒干。性味辛，温，有毒。具有燥湿化痰，降逆止呕，消痞散结功效。用于湿痰寒痰，咳喘痰多，痰饮眩悸，风痰眩晕，痰厥头痛，呕吐反胃，胸脘痞闷，梅核气；外治痈肿痰核。

半夏产地较多，如甘肃西和县、清水县，贵州，四川，湖北，山西，河北，江西，重庆等地，主产于甘肃西和县，甘肃半夏的产量占全国产量的 70% 以上。野生半夏资源主要用于保障种质资源，主要分布四川西充、湖北荆门、重庆垫江等地。

九、钩藤

钩藤为茜草科植物钩藤 *Uncaria rhynchophylla* (Miq.) Miq. ex Havil.、大叶钩藤 *Uncaria macrophylla* Wall.、毛钩藤 *Uncaria hirsuta* Havil.、华钩藤 *Uncaria sinensis* (Oliv.) Havil. 或无柄果钩藤 *Uncaria sessilifructus* Roxb. 的干燥带钩茎枝。秋、冬二季采收，去叶，切段，晒干。性味甘，凉。具有息风定惊，清热平肝功效。用于肝风内动，惊痫抽搐，高热惊厥，感冒夹惊，小儿惊啼，妊娠子痫，头痛眩晕。

钩藤主产于湖南、湖北、广东、广西、贵州、云南、福建、江西等地,临床应用广泛,是治疗儿科和妇科疾病的常用药,也是治疗心、脑血管疾病的首选药材之一。随着钩藤药材需求量不断增加以及钩藤野生资源的逐年减少,钩藤栽培面积不断扩大,市场上现多为栽培品种。

十、何首乌

何首乌为蓼科植物何首乌 *Polygonum multiflorum* Thunb. 的干燥块根。秋、冬二季叶枯萎时采挖,削去两端,洗净,个大的切成块,干燥。性味苦、甘、涩、微温。具有解毒,消痈,截疟,润肠通便功效。用于疮痈,瘰疬,风疹瘙痒,久疟体虚,肠燥便秘。

何首乌主产于广东、广西、贵州、湖北、四川、河南、江苏等地,过去市场需求主要来源于野生资源,但野生何首乌资源已不能满足现在市场需求。2013 年何首乌市场年需求量为 10 000 吨以上,而野生蕴藏量已不足 20 000 吨,供需矛盾十分突出。2000 年后栽培何首乌逐渐出现在市场,现在市场上的主流品种为栽培何首乌。市场上野生何首乌的价格略高于栽培何首乌,如 2021 年 4 月,野生何首乌的价格为 22 元 /kg,但栽培何首乌的价格仅为 15 元 /kg。

❖ 参考文献 ❖

[1]　石涛,廖超伦,谭睿,等.南城县气候变化与极端天气研究 [J].气象水文海洋仪器,2021,38(1):45-47.

[2]　南城县人民政府.南城县情概况 [EB/OL].(2019-06-24)[2021-04-30]. http://www.jxnc.gov.cn/art/2019/6/24/art_7206_2550798.html

[3]　曾伟.县域乡(镇)土地资源利用可持续发展的实证研究 [D].南昌:东华理工大学,2012.

[4]　抚州市工信委.关于市四届人大三次会议第 150 号建议的答复 [EB/OL].(2019-01-18)[2021-04-30].http://www.jxfz.gov.cn/art/2019/1/18/art_3827_1002292.html

[5]　南城县政府办公室.县情简介 [EB/OL].(2021-01-07)[2021-04-30]. http://www.jxnc.gov.cn/art/2021/1/7/art_7206_3624796.html

[6]　江西省南城县志编纂委员会.南城县志 [M].北京:新华出版社,1991.

[7] 邹建华,张兴祖,熊兵才.南城县中药材种植的发展现状与策略[J].江西农业,2019(20):58.

[8] 南城县政府办公室.南城县人民政府关于 2020 年《政府工作报告》主要目标和工作任务落实进展情况[EB/OL].(2020-12-31)[2021-04-30]. http://www.jxnc.gov.cn/art/2020/12/31/art_10411_3621932.html

[9] 南城县农业农村局.南城县大力发展中药材种植基地[EB/OL].(2021-04-08)[2021-04-30].http://www.jxnc.gov.cn/art/2021/4/8/art_7188_3670573.html

[10] 南城县中医药产业发展服务中心.南城县 2018—2020 年度中药材种植补贴情况财政公示表[EB/OL].(2021-02-18)[2021-04-31]. http://www.jxnc.gov.cn/art/2021/2/18/art_7186_3647217.html

[11] 南城县政府办公室.南城县人民政府与省标准化研究院签署标准化战略合作协议[EB/OL].(2020-07-31)[2021-04-30].http://www.jxnc.gov.cn/art/2020/7/31/art_7224_3534530.html

[12] 陈欢,高萌,罗小泉,等.不同产地枳壳药材中 12 种有效成分的主成分分析和判别分析[J].中草药,2019,50(14):3433-3437.

[13] 国家药典委员会.中华人民共和国药典:一部[S].2020 年版.北京:中国医药科技出版社,2020.

[14] 金婧,付昕.浅析江西道地药材的发展策略——以枳壳为例[J].科技视界,2016(25):73,59.

[15] 康美中药网.江西枳壳行情持续下滑的背后[EB/OL].(2018-07-19)[2021-05-04].https://www.kmzyw.com.cn/news/20180719/1531962209000.6594.html

[16] 申晓慧,卢其能,刘显军,等.江西省道地药材车前子种植现状及高产高效配套栽培技术[J].黑龙江农业科学,2020(12):164-166.

[17] 姚闻,熊江红,李超,等.车前子资源调查及外观品质评价研究[J].实用中西医结合临床,2018,18(7):177-179.

[18] 张轲.白花蛇舌草化学成分研究[D].北京:中国中医科学院,2016.

[19] 杨保良,贾滨.亳白芍产业发展路径研究[J].安徽农业科学,2021,49(7):248-250.

[20] 吴发明,刘莎,李敏. 四川麦冬产业现状与发展前景分析 [J]. 北方园艺,2019(17):151-157.

[21] 路瑜,向红艳,陆松全,等. 钩藤人工栽培及其效益分析 [J]. 南方林业科学,2020,48(5):57-61.

[22] 黄和平,王键,黄璐琦,等. 何首乌资源现状及保护对策 [J]. 海峡药学,2013,25(1):40-42.

附 录

附录1 建昌帮古代代表人物及主要学术贡献简介

建昌帮名医药师辈出。宋代名医余明可,为建昌军医学正,翰林程钜夫亲自为其"药室"题匾,医技为一时之最;明代名医程式,张、刘、李、朱四氏之书,诊治无不神应,有《程氏医彀》刊行于世;清代名医谢映庐,上下六代都能治病制药,其著作《谢映庐医案》至今天下扬名,其子谢清舫为江西名医,被誉为民国时江西中医界"四大金刚一尊佛"中的"佛"。其他名医如曾鼎、严寿逸、黎民寿、余绍宁、张尘生、吴霖、邹岳、潘秉道等均有医药著作刊行于世。由于历代经史传记重儒轻商,重医轻药,药师鲜有记载。建昌帮别具风格的传统炮制法之所以能流传至今,全赖老药工世代口传心授。如20世纪50年代初在南昌从业,以加工白芍薄片,誉满建昌的朱师傅(名佚);以加工淡附片著称的头刀师傅谭壮仂;以刨制各种片形特色品种著称的头刨江安和师傅;以加工淡附片、经销港药著称的黄庭辉先生;以炮炙工艺全面著称的邱衡畴师傅等。他们近三十年虽已先后辞世,然而他们在继承和发扬建昌帮中药炮制技术方面做出的贡献,至今仍有口皆碑。

1. 西汉(前206—25年)医家1人

浮丘公(约西汉初中期),生平及里居未详,西汉昭帝时在世。方士、炼丹家,医药家。擅丹术,通岐黄术。西汉昭帝时(前86—前74年)携王衮、郭姒二弟子隐居江西南城麻姑山修行,采药炼丹,传医治病,授中药炮制法,开盱江流域医药之先河。受其影响,业医药者纷起,由此盱江医学及建昌药业兴起。至今,麻姑山尚有"浮丘公丹井"遗址存留。

2. 东汉(25—220年)医家1人,医籍4种

葛玄(164—244年),字孝先,号仙翁,丹阳郡句容(今江苏句容市)人。道教"灵宝道"(俗称"葛家道")祖师,医药学家。随左慈学道,得《太清丹经》《黄帝九鼎神丹经》《金液丹经》等道经,精岐黄术。好遨游山川,去过括苍山、南岳山、罗浮山等名山。东汉建安七年(202年)来江西修行达42年,游历麻姑山、西山、玉笥山。后隐居清江(今江西樟树市)阁皂山,采药炼丹,摆摊售药,传医治病,授中药炮制法,以医弘道,终老于此。精研

上清、灵宝等道家真经,删集《灵宝经诰》,并嘱弟子世世箓传。所撰《葛氏杂方》《断谷食方》《广陵吴普杂方》《神仙服食经》等(皆佚)为我国早期本草、方剂专著。葛玄之后裔葛洪、葛巢甫等传其衣钵,在阁皂山创建"葛家道"(即"灵宝派")和"葛家医",后世将阁皂山及山上的崇真宫立为葛家道和葛家医的祖山、祖庭。由此,阁皂山修行采药者日众,香火鼎盛,促进了旴江医学及樟树药业兴起。

3. 三国至晋代(220—420年)医家3人,医籍10种

郑隐(?—302年),广东循阳人,曾隐居南城麻姑山和清江阁皂山,洪州西山修行,筑坛、采药、炼丹、授徒、治病。

葛洪(约284—364年),字稚川,号抱朴子,丹阳郡句容(今江苏句容市)人。医药学家,炼丹家,道教"灵宝派"祖师葛玄之侄孙。16岁始读《孝经》《论语》《诗经》《易经》等儒家经典,尤喜"神仙导养之法",拜葛玄之徒郑隐为师,学炼丹秘术,传承葛玄衣钵。遍游名山,曾隐居江西南城麻姑山、樟树阁皂山及南昌西山修行10年,采药炼丹,以医弘道,传医治病,授中药炮制法。游广东师事鲍靓,继修道术和医术,深得鲍靓器重,娶鲍靓女儿为妻,终老于罗浮山。所撰《肘后备急方》3卷,记述了"尸注""恐水病""疱疮""沙虱毒",这是世界医学史上最先发现和记载的结核病、狂犬病、天花、恙虫病,并且还发明了取出狂犬脑敷病人伤口的免疫学治疗方法,这比法国巴斯德的病兔脑髓针剂预防和治疗狂犬病类似方法早了1 000多年;书中"治疟病方……青蒿一握。以水二升渍,绞取汁。尽服之"的记载,启发了我国中药学家屠呦呦等创制出青蒿素和双氢青蒿素高效抗疟新药,拯救了数百万人的生命,由此荣获2015年诺贝尔生理学或医学奖。葛氏尚有《抱朴子内篇》《抱朴子外篇》传世;另有《玉函方》《服食方》《太清神仙服食经》《玉函煎方》《金匮药方》《还丹肘后诀》《抱朴子养生论》《胎息术》等书,皆佚。

幸灵,治病多有灵验,著述不详。

4. 南北朝、隋唐(420—907年)医家4人,医籍1种

邓思瓘(650—739年),号紫阳,临川人,隐居南城麻姑山修行,精丹术,传道、炼丹、制药。

邓延康(774—859年),临川人,隐居南城麻姑山修行,精丹术,传道、炼丹、制药。

李元基,唐代武德初年隐居建昌葛山。有道术,可以用符药救人于危难之时,医术超群。

蔺道人(790—850 年),长安(今陕西西安市)人。医药学家,僧人。避难隐居江西修行,居宜春县钟村。蔺氏精专骨伤科,理验俱丰,隐居钟村数十年,与同村彭叟"颜情甚稔","彭叟之初识道人三十许,今老矣,然风采无异前时。问其姓名,曰:蔺道者。问其氏,曰:长安人也",至会昌"貌甚古,年百四五十岁"。唐会昌年间(841—846 年),逢彭叟儿子上山砍柴折伤颈椎及肱骨,蔺氏用正骨医术为其治愈了伤损,其后将所著医书《理伤续断方》(数卷)传给彭叟,不久便离村游于周边的盱江流域山水间。蔺氏曾游历建昌修行,采药制药,施医济人,至今建昌药帮仍然流传中药"煨附"炮制法,这是全国唯一保留下来的蔺道人"煨制"附片特色炮制法。蔺氏所著《仙授理伤续断秘方》(今仅存 1 卷),是我国现存最早的骨伤科专著。书中汇集唐以前骨伤科诊治经验及成就,记载了洗、贴、掺、揩以及内服诸方药,奠定了骨伤科辨治、立法、处方和用药的基础,被后世奉为圭臬。

5. 宋代(960—1297 年)医家 2 人,医籍 6 种

黎民寿,南城人,精医术,撰《简易方论》《决脉精要》《断病提纲》《广成先生玉函经解》《辑方》。

傅常,南城人,撰《产乳备要》。

6. 元代(1206—1368 年)医家 6 人,医籍 4 种

严寿逸(约元代初期),字仁安,江西南城县人,医学家。精研岐黄术,曾任建昌路(今江西南城县)及天临路(今湖南长沙市)医学教授,医术精湛,精于察脉辨治。临证治疾,应手奏效,从其学者众。曾游京师大都,以医名京都。撰《医说》4 卷,已佚。理学家吴澄特为之作序,赞曰:"医学教授严寿逸,亦盱江人,用药去疾,随试辄效。何盱江独多工巧之医欤?观所述原脉、原证、原病、原治四篇,亦可见其技之大概矣。""上祖东汉张仲景,下宗金元名医刘守真、张子和等,医术大进,京师之人,无贵贱贫富,闻君名者,凡有疾无不迎候,举药辄效。"

余明可,南城人。名登孙,为建昌路医学正。精易学,通医理,为一时医中之最(《吴澄麓泉志》)。

周后游,南城人,擅治肺痨。

汤尧,南城人,业医。

沙图穆苏(约元代初中期),一作萨里弥实,字谦斋,号竹堂,蒙古族,生平及里居未详,医药学家。精医术,元至治及泰定时(1321—1328 年)以御史出任建昌路(今江西南城县)太守。任建昌太守期间,亲掌医药和制定医

药制度,深入民间,查考历代名家方书,搜集建昌一带民间验方,于泰定元年(1324年)编纂《瑞竹堂经验方》15卷,列临床诸科15门,载方340余首,选方精要,处方醇正,切合临床。首创八珍散和夜光丸(石斛夜光丸),疗效卓著,沿用至今;并且研创和制定了膏、丹、丸、散等制备技术及规范,以及研创出独特的炒、炙、煨、煅、炆、淬、霜、曲、芽等中药炮制13法,逐渐完善了旴江药材炮制技术体系,形成了旴江建昌帮制药的独特风格,为后世所遵从,沿袭至今,已远传东南亚诸国。理学家吴澄曾为《瑞竹堂经验方》作序赞曰:"旴江郡侯(沙图穆苏)……犹注意于医药方书之事,每思究病之所由起,审药之所宜用……遇有得必谨藏之,遇有疾必谨试之,屡试屡验,积久弥富。"

姚宜仲(约元代初中期),江西南城县人,医学家。医传三世,儒而善医,博考群书,医术益精,尤善诊脉。增补《断病提纲》,以求与钱闻礼《伤寒百问歌》有异曲同工之效;又辑补其父《脉诊指要》,增加歌诀,列27种脉,分述脉象、脉位等内容,见解独到。理学家吴澄特为之作序:"俗间误以《脉诀机要》为《脉经》,而王氏《脉经》观者或鲜。旴江姚宜仲三世医,周秋阳、周嘉会,儒流之最也,丞称其善脉,其进于工巧可知。增补《断病提纲》,殆与钱闻礼《伤寒百问歌》同功。《诊脉》一编,父经子诀者也。为医而于医之书、医之理,博考精究如此,岂俗医可同日语哉。"增补《断病提纲》《脉诊指要》,皆佚。

7. 明代(1368—1644年)医家13人,医籍8种

陈善道,南城人,世代精医。

赵瑄(约明代初期),字文英,江西南城县人,医学家。赵氏一生力探岐黄之秘,精通医理,医术高超,经验宏富,医名享誉四方。经由地方保举,选拔进宫,官至太医院御医。李西涯《西涯文集》有云:"余始来京师,即闻御医赵君名。观其察脉断症皆应手,发药无少疑滞而多奇中,非专门名医不能及。四方负疴求治者云集,无虚日。"赵氏有医德,对待病人不惮烦,不问富贵贫贱,皆竭力一一应之,不计报酬,人服其神。《古今图书集成医部全录·医术名流列传》和正德《建昌府志》皆记其事。

程式,南城人。字心源,以医名。凡诊治无不神应。撰《程氏医彀》《脉症约解》。

樊胡,南城人。字鹤龄,官益府良医正。儿时聪明机敏,广泛阅读了凡轩岐卢扁各家医书,尤其悟道脉学至理。从四面八方赶来寻求治疗的人接

踵于道。对于那些不能前来看病的患者,不论酷暑严寒,他都亲自前往诊治。他曾经对人说:"病人对医生的期望甚至超过了对过年的渴望,不必把疾病治好,只要医生到了,病人就已经觉得病情减轻了。我怎么敢倦怠耽误时间呢!"

王杏林,南城人,业医。

王云泉,南城人,业医。

王文谟(约明代晚期),字继周,江西南城县人,医药学家。世医出身,精于临床,通晓诸科。王氏将祖父王杏林、父亲王云泉和自己所收藏验之有效的医方医术,以及广搜民间走方医之验方及奇术,于万历二十一年(1593年)辑成《济世碎金方》4卷(1594年刊行)。书中载方千余首,绝大多数是经验简便的小方奇术,切合临床,反映了明代盱江东南部一带(南城、南丰、黎川、广昌、资溪)的特色民间医术,是我国存世最早、罕见而富有特色的反映民间走方医的方书,早于清代赵学敏的走方医方书《串雅》166年,也为考察古代走方医发展史提供了重要的史料,弥足珍贵。此外,走方医的医术在古代一般是秘而不传的,以致不少民间验方妙药几近失传,王氏将其收集编著成书,公之天下,实为可贵。当代著名中医史学家郑金生指出该书"其刊刻之年,正是明代李时珍《本草纲目》刊行的同一年,因此,该书中有关走方医的医方医术,应该引起学术界的注意"。

叶云龙(约明代晚期),字以潜,江西南城县人,医学家。士林儒生,以儒通医。精通医术,治病应手起效,人称神医,乃是"儒而医,医而儒"。撰《士林余业医学全书》6卷(今存),刊于明万历戊戌年(1598年)。该书为综合类中医临证著作,阐述养生预防、内伤外感、病因病机、证治法则等诸多内容。卷一为理论来源、保养等调摄方法;卷二为伤寒、杂症辨疑等;卷三论总方关要、用药法则、用方要诀等;卷四为六淫治法,先论六淫致病机制、症状及治则,后分述40余种病证;卷五为内因证治,论诸气、诸疾等20余种证治;卷六为妇科秘旨,分述经、带、胎、产及10余种妇人杂病;末载痰火秘旨12条、18个症,凡13首方。书中行文条理清晰,简明扼要,警醒后学"医之有《内经》,犹儒道之有六经",勿"惟执局方",须遵《内经》之学",旨在"使后学易于入门,乃知学医之法"。

吴文炳(约明代晚期),字绍轩,号光甫,江西南城县人,医学家。世医,精医术,尝参阅前代古典医著,万历年间(1573—1620年)辑有《医家赤帜益辨全书》12卷、《军门秘传》4卷、《太医院纂急救仙方》3卷以及《食物本草》4卷,另有《明医校正参补难经脉诀合编》《神医秘诀遵经奥旨针灸大成》等,均有刻本行世。《医家赤帜益辨全书》,共12卷,内容丰富,分门别类,条分缕析,涵盖脉理、运气、经络、针灸、本草、伤寒、温暑及临床诸科,是一部历代名家方论相结合的综合性医书,对疾病的辨治尤具特色,不仅内服效方众多,而且外治验方亦繁多,效如桴鼓。种德堂熊冲宇赞其曰:"活泼泼地正如韩侯之用兵,多多益辨,永为医家赤帜云。"《军门秘传》是我国第一部军阵外科专著,其中记载了大量的战伤与骨伤科用药知识,为现代骨伤科研究提供了许多新的宝贵资料。

朱祐槟(1478—1539年),益端王,封地建昌府(今南城),通医术,辨医方,刊印丹溪学派医书《玉机微义》,设"医学(校)",建"良医所",聘"良医正"和"医学教授",设"惠民和剂局",征收药材,精制丸散,使药材加工炮制步入手工作坊式生产模式,药材集散交易兴隆,使以医药出营四方与日俱增。

张三锡,生卒年不详,字叔承,号嗣泉,江西南城县人,医学家。世医出身,行医30年。张氏精通医理,博览群书,认为医学要旨有6方面,即诊法、经络、病机、药性、治法、运气。遂采辑《黄帝内经》《难经》《伤寒论》等历代医著中有关内容,于明万历三十年(1602年)撰成《医学六要》19卷,今存。因其内容为6种,故曰"六要",其中包括《四诊法》1卷、《经络考》1卷、《病机部》2卷、《治法汇》8卷、《本草选》6卷、《运气略》1卷。这是一部综合性医学全书,所论及的科目、病种广泛,每病证前为纂者概述,先阐明己见,后列历代医家之见。全书资料丰富,条理井然,有博而不杂、详而有要的特点,影响甚大,名医王肯堂盛赞之,称张三锡为"医圣",后世医家多将此书作为不可多得的重要参考书。

永福,丰安乡人,马融寺主持。常为患者治疗疾病、驱除疫病。

姚本仁(约明末清初时),名景七,字恒中,江西南城人,医药家。自幼习儒业,嗜岐黄术,年轻时在南城开药铺,坐堂行医,擅内病外治法。明崇祯元年(1628年)进京会考,后寓居邺(今安阳市),以医为业。曾救活一入棺送殡的少妇,被人们誉为"姚神仙",名震遐迩。崇祯七年(1634年),诏授赵王府医正。清初顺治三年(1646年),赐官太医院,深得皇室恩宠。顺治五年(1648年),姚氏归老于邺,享年88岁。姚氏在邺居住于鼓楼后街东头大槐树院内,开姚家膏药铺,铺名"宗黄堂",铺前高悬"太医正传"巨匾,世代相传。姚家膏药,一用辄验,颇有盛誉,"无论远近争市之,谓敷贴辄则有奇验"。膏药的配制方法严遵祖训,传媳不传女,沿袭至今300余年。

1949年后,姚家公开了膏药配方与制作方法。1967年转为地方国营安阳市膏药厂。姚家膏药,配方精良,质地细腻,色泽黑亮,软硬适度,疗效显著,远近闻名,远销东南亚、欧洲。

8. 清代(1616—1911年)医家28人,医籍25种

余绍宁,南城人,字义周。移居新城。少年读书兼学习医术。二十岁时到处拜访名师,习得特殊的本领。判断病人的生死非常精准。曾经创制万应丸,救治很多患者。著《元宗司命》二十卷,讨论伤寒、针灸、方药,无不精确且全备。并著《道书全集》《金丹秘旨》《天时运气》。有门人二十余人。他的儿子景汤、景立都传习了他的医术。

邓生,南城人。以针灸治疗患者,疗效极佳。

曾鼎,字亦峦,号香田。学习医学,在京都非常有名望。王公贵族争相礼聘。少年学习科举,后家道中落,在豫章白马庙学习喻嘉言的医术,精通脉理。学习八年后治疗疾病,多有神奇的疗效,声名鹊起。晚年居住豫章,卒年八十多。著有《痘疹会通》《医学入门》《妇科幼科宗旨》行世。

邓生世,南城人,擅针灸。

严式祖,南城人,设南丰"恒发美"国药店,精内、儿、喉科。

严绳祖,南城人,设南丰"恒发美"国药店,精内、儿、喉科。

吴霖,南城人。号时雨。精医学,尊崇《黄帝内经》。善辨疑难杂症,应手立愈。尤精幼科,著有《小儿秘要》若干卷。

邹岳,南城人,号东山。邑诸生。精内、外科,宗张仲景,辨虚实证极确,游苏门。著《医医说》,为时推服。

张尘生,南城人。以字行,以医名。工于外科,性癖好饮,不茹荤,喜谈论古事。凡抚、毒、熨、针、割等诸治法称效如神。人请治疾惟留饮不责偿。晚年益精于理,著有《论喉科三十六种》《眼科》(十二卷)《杂科》(四卷)。家贫不能梓,以传世子。如鳌世其业,人尝称之(《姚府志》)。

张如鳌,南城人,世业医,精针灸、喉、眼、外科。

谢士骏,南城人,精医术,下传六代,撰《医学数学说》。

谢职夫,世业医,谢士骏之子,世业医,撰《医卜同源论》。

谢启明,南城人,世业医。

谢星焕(1791—1857年),字斗文,号映庐。谢职夫之子,江西古代十大名医之一,为儒医。精通医法,尤精于内、外、妇、儿、喉各科。善于治疗各种疑难杂症。对于其他医生束手无策的疾病,谢星焕能够很快辨明疾病病因,判断疾病转归,给予治疗方案,开具药方,很快将疾病治愈。有侠义之心,只要有邀请他诊治疾病的患者,无论雨夜远近,都没有推脱或耽误,也不计较是否有诊费。著有《得心集医案》六卷,别类分门,共二百二十条。下传子侄谢甘霖、谢甘棠、谢甘澍,谢甘澍撰《一得集》《谢映庐医案》《医学集要》《寓意草注释》。

谢佩贤,南城人,撰《内经微言》《医案捷录》。

邓学礼,南城人,撰《目科正宗》。

周应驹,南城人,以儒通医。

王廷寓,南城人,擅内、妇、儿科。

张水芹,南城人,擅内、儿科。

张育才,南城人,通医术,擅中药炮制。

黄六峰,南城人,世业医,擅妇、儿科,撰《仙授秘传瘰病全书》《幼科解难》。

章远孙,南城人,业医。

刘祝三,南城人,开药栈,精中药炮制。

王岐山(1874—1954年),南城人,世业医,擅儿科,撰《伤寒表格》。

谢清舫,南城人,精医术。

9. 民国(1912—1949年)医家13人,医籍11种

封九余(1892—1962年),南城人,十世业喉科,撰《喉科临证手札》。

王法良(1902—1981年),南城人,世业医,擅内、妇、儿科,撰《医案》《验方单方》《当归贝母苦参丸的运用》《麻黄汤在过敏性疾病中的应用》。

罗火生(1906—1968年),南城人,精骨伤科。

谢備耕(1909—1977年)、谢六韬、谢庄泉、谢厚祖,南城人,谢星焕之重孙,六世业医,擅内、妇、儿科,谢備耕、谢六韬业医金溪,谢備耕撰《素问节要集注》。

王幼峰,南城人,世业医,擅儿科。

萧熙(1913—1960年),南城人,业医,撰《脉诊在临床运用上之经验》《中国姜片虫的文献溯源》《〈黎庇留医案〉评述》《脉诊学的宝藏》。

傅君绍,南城人,精医术。

张应生,南城人,业医药,擅中药炮制。

严怡茂,南城人,擅外、骨伤科,撰《临证笔记》。

徐全安,南城人,擅妇、儿科。

附录2 建昌帮医药发展大事记

前86—前74年,浮丘公,昭帝时与其王、郭二位弟子驻足南城麻姑山修行,炼丹、制药,开建昌制药先河,后世发展为"建昌帮"。

91年,丰县道士张陵隐居樟树阁皂山西峰修行,炼丹、制药、治病,撰《神仙得道灵药经》,开樟树医学及制药先河,后世发展为"樟树帮"。

202年,丹阳道士葛玄隐居樟树阁皂山修行,后因"天下已乱之际,避地南城麻姑山"。布道行医、炼丹制药、传医及中药炮制法,撰《葛氏杂方》《广陵吴普杂方》。受其影响,业医药者纷起,由此盱江医学兴起。

244年,丹阳道士葛玄于阁皂山卧云庵逝世,至此他在江西修行42年,将生平所学皆传于大弟子郑隐。

280年,南昌许逊经豫章太守举荐任四川旌阳县令,曾用自己所学秘方救治当地瘟疫患者,活人无算。许氏离任时,不少人送行至南昌西郊逍遥山,并定居不返改姓许。

291年前后,南昌许逊隐居洪州西山修行,采药、炼丹、治病,亦曾在丰城河西炼丹、制药、济民。

265—420年间豫章道士张道龄撰成《辨灵药经》。该书为江西第一部医药学专著,亦为江西最早载入史册的医经研究专著。

302年,循阳道士郑隐逝世,将生平所学皆传于葛玄的侄孙葛洪。郑隐生前曾隐居洪州西山、南城麻姑山及樟树阁皂山修行,采药、炼丹、授徒、治病。

303年,丹阳道士葛洪隐居洪州西山、南城麻姑山及樟树阁皂山修行,采药、炼丹、传医、治病,撰成《抱朴子内篇》《太清神仙服食经》《玉函煎方》。其中,《抱朴子内篇》叙及方药养生之道,该书为中国丹术史上一部极其重要的典籍。

326—341年,丹阳道士葛洪撰成《肘后救卒方》。该书为国内第一部临床急救手册,书中对某些传染病的认识达到了很高的水平。

650—699年,豫章喻义撰成《疗痈疽要诀》《疗肿论》。二书为国内较早的外科专籍。

702年,新建胡超僧,擅丹术,通医术,武则天召其入京合长生药。

712年,樟树阁皂山道士孙智谅奉诏进京,御赐阁皂山主观为阁皂观,乃改草堂为台殿,修行求药者日增,从此山中道教日益繁荣。

739 年,南城麻姑山道士邓思瓘逝世,唐玄宗命于麻姑山设观,归葬本山。邓氏生前在麻姑山修行,传道、炼丹、制药,很得玄宗赏识,多次应召入京,被封为天师,从此麻姑山声名大噪。

805 年,南城麻姑山道士邓延康(邓思瓘的侄孙)在南城传道、炼丹、制药。

820 年,南昌道士施肩吾隐居洪都西山修行,以炼养形气、养生治病,撰成《群仙会真记》《华阳真人秘诀》。二书为国内较早的气功专著。

880 年,豫章道人崔隐士曾治大疫,撰成《入药镜》。该书强调只有通过"静定为药镜",修炼精气神,才能长生久视,对后世内丹术学说影响很大,被夏宗禹称为"金丹之枢辖"。

992 年,樟树镇设"药市"。

1041 年,盱江流域书院兴盛,有书院近 100 所(江西总有书院 134 所)、社学 52 所,文化昌盛促进了医学的繁盛。"不为良相,当为良医。"此后,人们竞相习医,施医济众,如王安石以儒通医、祝星霞先儒后医、谢星焕弃儒从医、李梴儒医相通、黄宫绣医儒相通,形成了"仕人达医"之风尚。

1068—1077 年,樟树镇枳壳、枳实因质量上乘,作为"贡品"入皇宫内苑。

1072 年,建昌军(今南城)推行王安石的市易法,设立建昌军药局,推行《太平惠民和剂局方》中的膏丹丸散,提倡成方规范,依法炮制,使药材集散交易兴隆,成为全国的一个药材集散地,有"无建不成材""药不至建昌不行"之誉。宋代官府医药的兴起,标志着建昌药业的兴起。

1076 年,临川王安石改革太医局,改革医学教育,建立完善了医学专科学校,创办了太医局熟药所。

1127 年,临川席弘世业针灸,撰有《席横家针灸书》《席弘赋》,创席派针灸,下传至明代有 12 代。

1151—1217 年,南昌姚谷清开创南昌姚湾姚氏医门,下传至今近 30 代。

1162 年前后,崇仁吴曾撰成《医学方书》。该书博采古方,为江西现存最早的方剂学专著,亦为全国载方最多的一部医学方书,影响极为广泛。

1194 年,清江徐梦莘撰成《集医录》。该书为清江最早的传世医籍。

1230—1307 年,南昌姚澄开创南昌斗门姚氏医门,下传至今 20 余代。

1237 年,临川陈自明撰成《妇人大全良方》。该书集宋以前妇科学之大成,是中国现存最早的妇科专著,被誉为"中国妇科奠基之作",书中有关"乳岩"(即乳癌)的论述,为世界之最早。同年,临川陈自明受聘为建康府(今南京)明道书院医谕。

1258年,樟树建药师院,每逢9月开办药市,樟树自此成为南方药材集散中心,获"药市""江南药都"称誉,有"药不过樟树不灵,药不到樟树不齐"之赞,标志着樟树药业的兴起。

1260年,南城黎民寿撰成《辑方》《简易辑方论》,后传入日本、朝鲜。此外,还撰有《广成先生函经解》。

1263年,临川陈自明撰成《外科精要》。该书开外科疾病辨证施治之先河,为国内最早明确"外科"名称的医籍,标志当时外科的确立。

1269年,临川李駉撰成《黄帝八十一难经纂图句解》。该书以句解注释,异于诸家,别具一格。后在日本刊行。同年,临川周与权撰成《难经辨证释疑》。该书注解难经,析其精微,辨疑正误。

1271年,临川陈自明撰成《管见大全良方》。

1279年,据《草堂诗余》载:词人宋远在《意难忘•题樟树镇华光阁志别》词中有"更与谁题诗药市,沽酒新丰"之句,此为樟树"药市"留名之始。

1288年前后,南城严寿逸撰成《医说》。该书论述原脉、原证、原病、原治。元代理学家吴澄为《医说》作序。同年,江西设官医提举司,掌医户差役,监督府、州、县学医官,校勘医著,考试医生。

1290年,清江侯逢丙逝世。侯氏以医药济世度人,在樟树创"侯逢丙药店",中药炮制"术遵岐伯,法效雷公",独具一格,享誉东南,炮制技艺历代相传沿袭,奠樟树"设肆制药"之基。

1299年,南丰州设医学司,配提领掌管医事政令。

1301—1328年,南丰危亦林从我国最早的喉科医家临川范淑清习咽喉口齿科,开创盱江喉科流派。

1323年,建昌太守萨谦斋所撰《瑞竹堂经验方》刊行。该书考查名家方书,搜集民间效验之方,选方精要,对后世影响深远。

1328年,南丰危亦林任南丰州医学学录,后改任官医副提领,再改任医学教授。

1337年,南丰危亦林撰成《世医得效方》。该书为方剂学巨著,亦是国内最早冠有"喉科"名称的医籍,标志当时临床喉科的确立。书中的"草乌散"麻醉法,为世界麻醉史上的先例;治疗脊椎骨折的"悬吊复位法",比西方早600多年。

1341年,清江杜本撰成《敖氏伤寒金镜录》。该书为国内现存第一部文图结合的验舌专著,对舌诊的发展起了承前启后的作用。

1370 年,南丰设惠民药局于医学司内,掌管药政。

1425 年,南昌刘瑾(席弘十二传弟子)受宁王之命将老师陈会(席弘十一传弟子)的《广爱书》改编成《神应经》。该书所论补泻法皆古贤所未明者,其取穴发挥古人所未尽处。

1495 年,益端王朱祐槟就藩建昌,在益王府设医学,建良医所,聘良医正和医学教授,刻印医籍,建作坊精制丸散,设惠民和剂局,推崇炮制遵古法,使药材加工步入手工作坊式生产模式,使传统炮制技艺历代相袭。药界至今还有"樟树个(的)路道,建昌个(的)制炒"之说。

1521—1592 年,金溪胡朝凤用针治愈楚王风痹顽疾,楚王赠"国医神针"匾额。后胡氏又治益藩王王妃久病不起痼疾,针到病除。

1548 年,临川陈自明撰、薛己注《太医院校注妇人良方大全》刊行。

1549 年,南昌万全撰成《万密斋医学全书》。该书论及儿、妇、内科病证辨治、经典医籍研究、养生保健、优生优育等,为继《千金方》后国内又一部中医学全书。

1563 年,清江陈恩上书为征云南大军献除瘴方药,用之有效。诏赐冠服,临江知府延为医学正科,陈氏均辞不就。

1575 年,南丰李梴所撰《医学入门》刊行。该书善采诸说,不乏己见,为医学启蒙与入门专著。后流传至日本、越南等国。

1577 年,金溪龚信所撰《古今医鉴》刊行。该书汇集上自《黄帝内经》下至元明诸家之论,广辑约取,为一部切合实用的综合性医籍。

1579 年,南城程式所撰《程氏医彀》刊行。该书将金元四家学说融贯于临证中,为一部医学入门医籍。

1581 年,金溪龚廷贤所撰《种杏仙方》刊行。该书所选方药,简便验廉,按病不同,分门别类,随证用药,为一部简易方书。

1586 年,金溪龚廷贤在大梁(今开封市)用"二圣救苦丸"治"大头瘟"瘟疫,全活甚众,名噪一时,被尚书荐为太医院吏目。

1587 年,金溪龚廷贤所撰《万病回春》刊行。该书为一部涉及内、外、妇、儿、五官诸科的综合性医籍。

1591 年,金溪龚廷贤所撰《复明眼方外科神验全书》刊行。该书与其所撰《秘授眼科百效全书》皆为江西最早的眼科专著。同年,其所撰《云林神彀》刊行。该书记载各科疾病证治,选方颇多,有些是内府秘方,为一部综合性医籍。

1593年,金溪龚廷贤治愈鲁王妃膨胀病,鲁王赐其"医林状元"匾额。

1594年,金溪龚廷贤所撰《鲁府禁方》刊行。该书收集鲁王府中秘方并结合己之所集验方合并编成。

1598年,皇宫派中使到樟树选购药材,供皇室使用。

1604年,金溪龚廷贤所撰《小儿推拿秘旨》刊行。该书为国内现存最早的一部儿科推拿专著,亦是最早冠以"推拿"名称的医籍。

1607年,金溪徐绅所撰《百代医宗》刊行。该书男、妇、小儿、内外诸科方论俱佳,被时人称为"医学之指南,百代之宗主"。

1609年,南城张三锡撰成《医学六要》。该书采辑《黄帝内经》《难经》《伤寒论》等历代医著中诊法、经络、病机、药性、治法、运气六方面内容汇编而成,为一部综合性医学全书。后传入日本。

1611年,金溪龚廷贤所撰《万病回春》在日本刊行,距国内初版仅25年,从1611年至1714年的103年间共翻印18次。

1612年,清江聂尚恒撰成《八十一难经图解》。该书对《难经》原文逐一加以阐释,唯恐说理未彻,每难更附一图以说明。

1613年,金溪龚廷贤所撰《万病回春》在朝鲜刊行。

1615年,金溪龚廷贤撰成《寿世保元》。该书搜集众多方药和治法,切于实用,为一部曾被内府秘而不示的医养奇书。

1616年,清江聂尚恒所撰《活幼心法》刊行。该书对后世痘疹专著影响较大,一直为儿科学者所重视。聂氏以儿、喉科行世,下传11代。其子聂杏园,精喉科,撰有《咽喉说》。同年,金溪龚廷贤所撰《济世全书》刊行。该书择龚氏平生所见"奇异古怪之疾",治以"简切精当"之方,"随试辄效"之验录,涉及内、外、妇、儿、五官诸证。

1624年,豫章张卿子所撰《仲景全书》《集注伤寒论》《金匮要略方论》刊行。后传入日本。同年,金溪龚居中所撰《福寿丹书》刊行。该书设安养篇、延龄篇、服食篇、采补篇、玄修篇、清乐篇、脏腑篇,为一部养生专著。

1628—1644年,战事迭起,城市萧寂,樟树药市中落,药商多奔走四方。

1630年,金溪龚居中所撰《红炉点雪》刊行。该书为国内最早的"痨瘵"病专籍,首次记载了咽喉结核病,并记载有静坐养生、却病延年的秘诀。同年,其所撰《外科活人定本》刊行。该书论治外科病证,涉及瘿瘤、流注、麻风、杨梅、疮癣及头、面、耳、鼻、口舌、牙、喉诸疮,内外兼治,膏丹丸散并举。同年,其所撰《外科百效全书》刊行。该书论治全身、四肢、腹背、二阴、皮肤、面、牙、舌、咽喉诸病;先论证候、次述治法。

1636 年,金溪龚廷贤所撰《济世全书》改名为《新刊医林状元济世全书》,在日本刊行。

1643 年,新建喻嘉言因政治抱负不能实现,遂以医为业,终成大家。同年,其著成《寓意草》。该书载录疑难病案,主张"先议病,后议药""与门人定议病式",并较早记载了我国人工种痘的病例,一直受到后世医家的重视。

1644 年,豫章张卿子鉴于朝政腐败,"潜居里巷,以医自给",以仁为医,远近闻名,人们称其诊所所在地为"张卿子巷"。同年,其撰成《张卿子伤寒论》。该书采诸家之精华,且补充发明,为后世学者推崇。

1645 年,金溪龚廷贤所撰《寿世保元》在日本刊行。

1648 年,金溪龚信所撰《古今医鉴》《鲁府禁方》在日本刊行。同年,新建喻嘉言所撰《尚论篇》前四卷刊行,后四卷在其去世后由族人整理刊行。该书推崇"三纲鼎立",发明伤寒之理,是研究《伤寒论》的一部重要专著。

1650 年,金溪龚廷贤所撰《种杏仙方》在日本刊行。

1651 年,清江邓苑撰成《一草亭目科全书》。该书为眼科专书,首为议论,次为治法,切于实用。

1655 年,金溪龚廷贤所撰《医学入门万病衡要》刊行。该书由清代医家洪正立重加编录,又名《医衡》。

1658 年,新建喻嘉言所撰《医门法律》刊行。该书以"法"和"律"的形式来确立行医规范,同时对《金匮要略》多有发挥。

1661 年,清江聂尚恒所撰《奇效医述》在日本刊行。该书收病案 40 余则,多为聂氏治验,每案备述因机证治、方药、服法等,颇为详备。

1662—1722 年,樟树药市进入全盛时期,有药行、号、庄、店 200 余家,其中外地药商 50 余家,因药材齐全,选料上乘,遵古炮制,饮誉南北。

1663 年,豫章张志聪所撰《伤寒论集注》《伤寒论宗印》刊行。《伤寒论集注》对《伤寒论》原文前后文互参,总结注疏,令人一目了然。

1664 年,金溪龚定国撰成《云林女科秘方》。后传入日本。

1668 年,日本人松下见林为南丰李梴所撰《习医规格》(原为《医学入门》中的一篇)加注刊刻单行本行世。该书指出为医应该注重医德修养,做到"不欺、养性、行仁"。

1669年，豫章张志聪所撰《黄帝内经素问集注》刊行。该书按《素问》原文，逐句注释，对研究《黄帝内经》有较大的参考价值，为《素问》注述中较好之作。

1672年，豫章张志聪所撰《黄帝内经灵枢集注》刊行。该书为继马莳后又一注本，在吸收马注的基础上，多方考证，旨在将一部完整的康熙原本之貌展现在读者面前。

1673年，张志聪所撰《伤寒论纲目》刊行。该书寻流溯源，晓然于仲景之旨，亦不失为学习《伤寒论》的重要参考书。

1677年，金溪龚廷贤所撰《医学入门万病衡要》在日本刊行。

1695年，南丰罗俊彦用艾灸治愈建昌知府于翔汉之母"死"疾，知府赐"国手佛心"匾额。同年，南丰罗俊彦又治愈两江总督于成龙之子危疾，总督赐"仁心仁术"匾额。

1707年，金溪周朗所撰《奇方》附钱峻《经验丹方汇编》中刊行。该书为作者访求名医效验方药汇集而成。

1710—1736年，南丰黄明生收安徽歙县郑于丰、郑于蕃兄弟为徒，传旴江喉科，其后郑氏兄弟归里创新安"南园喉科"及"西园喉科"，传12代。

1713年，南昌朱纯嘏所撰《痘疹定论》刊行。该书结合临床详述痘疹的病理、诊断、症状及治法，并介绍了用人痘接种预防的历史和方法，在辨证论治方面颇有见地。

1724年，金溪唐见所撰《医学心镜录》刊行。

1736年，宜黄黄宫绣撰成《本草求真》。该书辨伪订讹，发前人所未发。

1736—1795年，南城药业鼎盛，县城药店达40余家，药技流传赣闽40余市县，药业遍布我国川广及台湾、香港，以及马来西亚、新加坡等东南亚地区。

1736—1795年，樟树镇以"南北川广药材之总汇"之名，与景德镇、吴城镇并列为江西三大名镇。

1739年，樟树帮在湖南湘潭开设10家药行，包揽湘潭全部药材经营，从业人员400余人。同年，进贤舒诏撰成《辨脉篇》。该书倡以浮、沉、迟、数为纲分列诸脉，并批评"脉可意会不可言传"之论。

1741年，张琰（人痘术发明者之一）撰成《种痘新书》，书中自序云："余祖承聂久吾先生之教，种痘箕裘，已经数代。"可知张氏祖上是位种人痘专家,其祖得之聂久吾,种痘术已连续数代。聂久吾即清江儿科名医聂尚恒。

1750年,宜黄黄宫绣撰成《医学求真录》。该书标明宗旨、议论畅晓、明白易解。同年,进贤舒诏所撰《伤寒集注》刊行。该书融汇前贤论述《伤寒论》之精要,并记述了舒氏本人及其门人弟子的一些学术见解;还补充《伤寒论》113方方论,将原方列于条文之下,阐析立方之旨、命名之义及药物性能。

1769年,宜黄黄宫绣撰成《脉理求真》,该书为脉学专著,对后世脉学发展有着重要影响。

1770年,进贤舒诏撰成《再重订伤寒集注》《伤寒六经定法》。后书承喻嘉言之学,以六经辨治各科疾病,于伤寒研究之中,别开一家之言。

1777年,新建熊立品所撰《治疫全书》刊行,该书明辨伤寒与瘟疫,同时对春温的阐述颇具特色,为治疫之重要参考书。

1782年,临川姚学瑛所撰《奇效丹方》刊行。

1786年,南城曾鼎所撰《痘疹会能》刊行,并撰成《医学入门》《妇科宗旨》《幼科宗旨》《妇科指归》《幼科指归》《外科宗旨》。

1795年,建昌太守萨谦斋所撰《瑞竹堂经验方》在日本刊行。同年,清江熊家骥撰成《治痢慈航》。该书立论以肝木为主,选方以人参败毒散和芍药甘草汤为主。后世刻本很多,其中1898年湖南常德府水星楼杨萃新药材行刊本后附丰城杨氏喉科经验良方,对喉科临床颇为实用。

1796年,豫章周纪秋收张龙升为徒,至此张氏喉科流传七世,有江西新余、萍乡及湖南醴陵张氏喉科闻世。

1797年,临川陈自明所撰《外科精要》在日本刊行。

1800年,新建曹彦绳所撰《本草纲目万方类编》《古今名医万方类编》刊行。二书类聚群方,对症用方,不懂医者亦能依方治病。

1806年,南城邓学礼所撰《目科正宗》刊行。该书将目疾按病因、病症分类论述,收载方剂甚多,内容丰富,居历代眼科专著之魁。

1814年,南城曾鼎所撰《曾氏医书四种》刊行。该书包括曾鼎所撰的《医宗备要》《妇科指归》《幼科指归》《痘疹会能》等医籍4种。

1818—1884年,丰城陈瀚琇撰成《十二时辰血脉歌》《三十六桩歌》《小手扣拿点穴》《医方封血止痛秘诀》,于推拿疗法尽有发挥。

1820年,金溪傅金铨撰成《炉火心笺》刊行。该书为外丹学专籍。

1821年,樟树药商正式形成了"樟树帮",进入全国三大药帮之列。

1821—1850 年,建昌药业与外地的药材贸易繁荣,逐步形成了独具特色的中药饮片加工炮制和集散经营销售模式,药业同仁陆续结帮,帮规严格,自成体系,正式形成了"建昌帮"。

1823 年,清江范云溪手录杨鸿山《秘传喉科大法宝书》,重序命名为《咽喉要诀》传世。该书其后并附有唇、舌、齿诸病的论述。

1824 年,金溪郑昭所撰《医学寻源》刊行。该书论述脏腑内景、脉候经络、阴阳运气,尤重脉诊。郑氏喜用温补,并撰有《姜附赞》。

1825 年,崇仁游光斗所撰《简便良方》刊行。该书以民间单方、验方为主,列内、外、妇、儿、五官各科常见病证,载方 3 000 余首,多为简便廉效验方。

1831 年,南城谢星焕适逢南城因饥荒致时疫大作,诸医以发表攻里致病不起,谢氏独以温补托邪,活人无数。

1833 年,清江黄金怀在南昌府学前街开设黄庆仁栈药店,至 1903 年黄庆仁栈药店达到鼎盛时期,其营业额约占南昌药业总数的 1/4,是全省最有影响的大药店之一。

1838 年,南城邹岳所撰《外科真诠》刊行。该书上卷述及身体各部发有定处的疮疡,下卷述及发无定处的疮疡、小儿诸疮及奇怪疮毒;强调整体辨证,虚实寒热,较有影响。

1845 年,清江何本立所撰《务中药性》刊行。该书将《本草纲目》中有名而无用,有功而未识的药物,加注解,附图识,标注释,论断精,考证详。

1850 年,金溪黄梦菊所撰《急用要方》刊行。

1856 年,黎川杨希闵因太平军攻克黎川而流落福建,先后被福建学政吴南池和布政使周开锡延聘。他利用这一时机,饱读经史百家,披阅考证,撰成《旴客医谭》《伤寒论百十三方解略》《金匮百七十五方解略》。

1858 年,南城谢星焕所撰《得心集》由其子谢甘澍整理成《得心集医案》刊行,书中并附甘澍之《一得集》医案 18 篇。该书载内科 250 余病案,附有述治、答问若干则,颇切临床。

1862—1908 年,樟树药商外出出现第三次高潮(第一次为明代中期,第二次为清代康乾年间),遍布大江南北主要药材产地和交通要道,达七万余人。

1865 年,南丰李铎所著《医案偶存》刊行。该书以杂病医案为主,旁及妇、儿、咽喉、口齿、伤寒、温病诸科,用方简切。

1867 年,金溪龚廷贤所撰《神彀金丹》刊行。

1871 年清江余文藻所撰《医方录验》刊行。该书择古医书中验方"删其繁冗,补其缺略"。

1877 年,南城谢甘澍撰成《寓意草注释》。

1878 年,南昌梅启照所撰《梅氏验方新编》刊行。该书辑录临床各科民间验方,辑入了"叶天士眼科"及《痧症全书》等内容,受到后世推崇。

1883 年,樟树王鸿献(明代太医院医官王显达十二世孙)守先世外科医业,尽心医道,医术益精,临江府知事王云藩赠之"著手回春"匾。

1887 年,樟树药材铺公建三皇宫,为与四方药商进行交易场所,成为药帮固定活动中心。

1890—1911 年,徐卿生、胡惠冈、谢品纯等 5 人集资开办樟树最大的中药"咀片药店",经营饮片 600 余种、成药和草药 700 余种。其饮片炮制技艺独具一格,为国内少见。

1894 年,金溪龚廷贤所撰《寿世保元四言药歌》刊行。

1902 年,南昌官办江西医学堂,这是江西省最早举办的高等医学校,"培养中西医汇通的医生",隶属于江西大学堂。校址设在南昌市高桥。张佩宜、文霞甫曾任医学堂堂长。开设中西医学课程。

1905 年,江西医学堂停办。

1904 年,宜黄邹筱兰在抚州市开设药铺,坐堂行医,制药售药。邹氏治愈抚州知府王乃徽顽疾,知府即在城内创办抚郡医学堂,聘邹氏行医、讲学。

1913 年,神州医药会江西分会成立,先后由文霞甫(1913 年)、刘文江(1920 年)、江镜清(1923 年)、姚国美(1927 年)担任会长。抗日战争时期停止活动,抗日战争胜利后恢复活动。1945 年由江公铁出任会长,姚荷生、卢荫曾任副会长。同年,清江危海珍、杜季良、谢子瑾和高安胡秉泉、胡慧周 5 人集资创长春药号。药号有秘藏《古方成药》手抄本,自制膏、胶、丸、散、酒等制剂 50 余种,咀片 700 余种,行销全国,其炮制技艺独具一格,为国内少见。至今,樟树镇有名气的老药工多出自长春药号。同年,清江黄石屏经张謇引荐赴京,以金针治愈袁世凯偏头风病,袁世凯赠"一指回春"匾额。其后,又治愈英国人李那路、德国人黛丽丝、意大利人雷罗生、法国人毗亚那等外国人顽疾,轰动西欧。

1914 年,北洋军阀袁世凯提出"废止中医,不用中药",江西警察厅颁布取缔中医章程 32 条,遭到中医界人士的坚决反对。同年,南昌孙馥棠积极推广痘苗接种,举办痘疹讲习所,撰成《痘疹讲义录》刊行。该书对小儿体质"纯阳"和"稚阴稚阳"理论,见解精辟。

1916年,南城谢佩玉所撰《方论集腋》刊行。

1918年,乐安隋志先撰成《白喉丹痧述要》。该书融贯前人所传之经验良方,参以己意。同年,清江熊鼎成所撰《鹤膝风医案》收入何廉臣编纂的《全国名医验案类编》中。

1924年,南昌喻政所撰《虺后方》辑入裘庆元《三三医书》中刊行。

1925年,神州医药会江西分会附设中医诊所。

1926年,神州医药会江西分会评议会上,曾芷青提出办医教案,获得一致赞成,由于政府以"不准立案,不得列入学校系统",因此建中医学校之事未成。

1927年,江西省民政厅成立,下设第二科主管全省的卫生工作。

1929年,国民政府卫生委员会通过"废止旧医"案,取缔中医,江西中医药界组织请愿团,由南昌中医江公铁、吴琢之等为代表率团上南京请愿。同年,姚国美带头捐资修建南昌市佑清古寺,并提议将寺名改为佑民寺,在寺中开设中医诊所。江西政府对中药征收特种税,由此江西药业遭遇厄运,樟树、南城的药店大都倒闭,药市不复存在。同年,抚州李行清治愈游秋兰(著名学者游国恩之妹)全身性脓疮危症,医名远播,踵门求医者不绝,乃至福建、上海等外省求医者亦众。

1930年,神州医药会江西分会更名为南昌神州国医学会。同年,清江黄邦彦任清江县苏维埃政府卫生股股长、红五军军医。适逢参加救治红军中暴发性痢疾患者,黄氏积极救治,并治愈了叶长庚连长(后任江西省军区副司令员)久痢。

1931年,中央国医馆江西分馆在南昌成立,吴琢之任馆长,曾芷青任副馆长。

1931—1939年,杨志一在上海编著出版《实用验方》。该书选方切合实用,临床验证效验可靠,具有方剂手册的性质。杨氏还撰有《儿病须知》《妇科经验良方》等20余种医籍,其中有的医籍在海外刊行。同年,崇仁骨伤科70岁老中医肖金标在江西省第七行政督察专员公署举办的运动会上表演国术,获得专员赠送"国术纯精"银瓶一对。

1933年2月,姚国美主持南昌神州国医学会会议,决定以学会名义发起成立江西国医专修院。成立筹备会,由姚国美主持教务、曾芷青主持事务。校址设在南昌市进贤门罗家塘。1933 年 5 月江西国医专修院成立。校董会组成:广甫任主席校董、刘文江任校董兼校长、江公铁任校董兼秘书、姚国美任校董兼教务主任、杨度普任校董兼训育主任、曾芷青任校董兼事务主任,张佩宜、姚稚山、谢双湖等为校董。学制 4 年(本科),招收学生 35 人。1933 年 9 月江西国医专修院开学。姚国美主讲病理学和诊断治疗学、张佩宜主讲中医病理学、江公铁主讲内科学、刘文江主讲妇科学、谢佩玉主讲《黄帝内经》、谢双湖主讲《伤寒论》、吴琢之主讲方论学、赵惕蒙主讲脉学、吴爱棠主讲医学史和国文、黄善卿主讲中药学、孙晓初主讲儿科学、曾芷青主讲国文、廖幼民主讲《伤寒论》和脉学。

　　1934 年,江西国医专修院招收第二批学生 35 人。同年,在南昌成立了江西全省卫生处,隶属民国江西省政府。同年,南城谢甘澍所撰《寓意草注释》刊行。

　　1935 年,江西国医专修院招收第三批学生 36 人。

　　1936 年 12 月 15 日,全省卫生处在南昌豫章公园中山纪念堂举办了规模宏大的江西省中药展览会,以展示中医药的风采。1936 年 12 月《江西农村社会卫生调查》记载:调查总人数 44 965 人中,有医生 59 人,其中中医 52 人、西医 7 人。同年,清江何财瑞因中药熬胶技艺精湛,受聘于樟树长春药号任熬胶头柜。清江陈祥可创制"四日两头疟疾丸",颇受群众欢迎。因加工炮制中药技艺精湛,后受聘于樟树长春药号任头扎。南城谢星焕所撰《得心集医案》更名为《谢映庐医案》,收入裘庆元辑《珍本医书集成》内刊行。江西国医专修院第一批本科生毕业,同时专修院更名为江西中医专门学校,招收第四批学生,学制 5 年的专题研究班,召集已毕业的学生和将毕业的学生继续深造,聘谢双湖、沈叔樵讲授《伤寒论》和古文。丰城李克蕙所撰《国医的科学·药理篇》《中国发明之科学药方》《疗养食谱》《中华医药验方辑要》刊行。

　　1938 年,日本侵略军轰炸南昌,江西中医专门学校沦为废墟,师生离散,学校被迫停办。至此,学校共招收学生 4 期、共 106 人,毕业 35 人。开课 13 门,教材由主讲教师自编。同年,《江西贸易概况》记载:江西省每年出口山药、泽泻、白芷、茵陈、车前仁、荆芥穗、黄栀子、枳实、使君子、姜黄、前胡、葛根、萍术等药材约 100 万元。其中山药、泽泻、使君子、姜黄、枳壳均为南城当地土产;有些也是建昌的特色加工炮制产品。1938 年,崇仁县有中医 72 人。

1939 年,崇仁县有中医 34 人,中药兼行医者 40 余人,中药店 101 所,共有中医药人员 226 人。广昌县城内有中医 17 人。

1940 年,南丰县城内有中医 143 人,西医 8 人,乡镇有中医 68 人。丰城县有中医 115 人。樟树镇有中药行号 38 家。

1941 年,江西全省卫生处更名为江西省卫生处。东乡县全县医务人员有 256 人,其中中医 14 人、民间医生 147 人、草药郎中 79 人,均为私人开业;西医 16 人(县卫生院 14 人、个体医生 2 人)。

1942 年,余江祝竟成悬壶金溪县陆坊,适逢当地流行疫病,祝氏施救治愈甚众。并以针药治愈时任县政府某官员之女的中风久疾。同年,金溪许文元在陆坊开设保元堂诊所,适逢逾半百患者下痢赤白昼夜十数次,屡医不效,许氏辨为脾胃虚寒,投以附子理中汤加苦参、木香,一剂症减,十剂病愈,求医者络绎不绝。同年,南城县遭日本侵略者轰炸,全城几乎沦为废墟,大批药商及从事药业者迁至闽、浙、粤等地。南昌中医谢双湖、杨志一等人赞助吉安罗瓒、胡澍群等人发起成立吉安启轩中医学校。该校聘谢双湖、杨志一、姚荷生、张海峰等人为兼职中医教师。1942 年樟树药材行号只有 38 家,从业人员 98 人,为樟树药业史上的低谷。

1944 年,金溪蔡益三撰成《医学三字诀》。该书持简驭繁,便于诵记。

1945 年,南丰县城内有中药店 34 家,乡镇有 63 家。资溪县有中医 40 人。

1946 年,宜黄县政府对中医进行审查,确认钟风歧为著名内科医师、黄经泳为著名外科医师。

1947 年,宜黄县政府对县城中医审查并登记发证,钟风歧、黄连发、黄文卿、郑焕成、熊景堂、吴允中等获得证书。同年,全国中医师第二次考试,江西取录 21 人,其中 13 人毕业于江西中医专门学校。樟树药市回暖,行号已有 72 家,从业人员 624 人。清江县有中医 179 人。丰城县有中医诊所 125 个,中医 126 人;中药店堂兼行医的 185 家,赶集设摊的走方郎中 28 人;其中领有行医执照者 62 人,临时行医执照者 5 人。许寿仁在南昌创办了江西中医学校,由许寿仁、江公铁等 10 余人组成董事会,校址设在南昌市肖公庙。

1948 年,南丰县城内有中医 62 人,西医 9 人,乡镇有中医 44 人,西医 2 人。

1949 年,江西省有中医人员 736 人,大多为个体诊所医生,无一所公立中医医疗机构。南昌市有中医 185 人,均为挂牌行医。一般收费 5 角(折谷 2 斗),名声大的包银 1~10 元,医德好的医生也免费施诊,称为施医。据 1949 年统计,南昌县清末至民国末有中、西医药人员 500 余人,主要是中医;先后有中药店 336 家,大部分为医药兼营,专事中药的有 91 人。一般集镇有药店 3~5 家,较大的乡镇有 10 余家,三江镇鼎盛时有 22 家。金溪县秀谷镇有药店 13 家,浒湾镇有药店 15 家。其中,以谢星焕家的赞育堂资本最多,也最有名,坐堂行医、售药制药,经营数代。同年春季江西中医学校开始招生,学制 3 年,许寿仁任校长、吴公陶任董事长,聘江公铁、吴公陶、徐克明等授课,培养学生 140 余人。进贤县较有名的中医有 11 人,药店 36 家,医药兼营。广昌县有中医诊所 80 余家。乐安县有中药店 55 家,医药兼营,从业人员 89 人。南丰县有个体医生 110 人。新建县有中医 150 余人。

1958 年和 1970 年,省卫生厅及药科学校(后并入省中医学院)分别组织中药专家来南城县考察,肯定了南城的中药炮制技术在省内外有较大影响,在《江西中药炮制经验集》《中草药学》两本内部资料中收录了南城县一些有代表性的饮片炮制方法。

1982 年,根据国务院关于"振兴中药"的指示精神,南城县医药卫生学会"发掘整理建昌帮中药传统炮制技术"的科研课题被列为省科委重点项目,县政府成立了专门的科研领导小组,县医药卫生学会成立了建昌帮中药研究会,组织了专题科研小组。1984 年,阶段性成果获省优秀科学技术成果奖四等奖,2022 年编撰完成《建昌帮中药传统炮制法》。

附录 3 南城县药用资源

序号	种名	拉丁名
1	山香圆	*Turpinia arguta*
2	多花勾儿茶	*Berchemia floribunda*
3	野老鹳草	*Geranium carolinianum*
4	构树	*Broussonetia papyrifera*
5	马兜铃	*Aristolochia debilis*
6	牛膝	*Achyranthes bidentata*
7	香港远志	*Polygala hongkongensis*
8	狭叶香港远志	*Polygala hongkongensis*
9	盐肤木	*Rhus chinensis*
10	截叶铁扫帚	*Lespedeza cuneata*
11	石松	*Lycopodium japonicum*
12	虎杖	*Reynoutria japonica*
13	茶	*Camellia sinensis*
14	斑地锦草	*Euphorbia maculata*
15	风花菜	*Rorippa globosa*
16	山木通	*Clematis finetiana*
17	榆树	*Ulmus pumila*
18	白背叶	*Mallotus apelta*
19	阔叶十大功劳	*Mahonia bealei*
20	地耳草	*Hypericum japonicum*
21	凤仙花	*Impatiens balsamina*
22	秤星树	*Ilex asprella*
23	异叶蛇葡萄	*Ampelopsis glandulosa*
24	琴叶榕	*Ficus pandurata*

续表

序号	种名	拉丁名
25	楼梯草	*Elatostema involucratum*
26	鹅肠菜	*Myosoton aquaticum*
27	楝	*Melia azedarach*
28	井栏边草	*Pteris multifida*
29	豆梨	*Pyrus calleryana*
30	粉防己	*Stephania tetrandra*
31	草珊瑚	*Sarcandra glabra*
32	半边莲	*Lobelia chinensis*
33	江南山梗菜	*Lobelia davidii*
34	龙葵	*Solanum nigrum*
35	野百合	*Lilium brownii*
36	石荠苎	*Mosla scabra*
37	陌上菜	*Lindernia procumbens*
38	姜	*Zingiber officinale*
39	白花龙	*Styrax faberi*
40	柔弱斑种草	*Bothriospermum zeylanicum*
41	白棠子树	*Callicarpa dichotoma*
42	射干	*Belamcanda chinensis*
43	灯心草	*Juncus effuses*
44	地蚕	*Stachys geobombycis*
45	密花孩儿草	*Rungia densiflora*
46	水竹叶	*Murdannia triquetra*
47	过路黄	*Lysimachia christinae*
48	金锦香（原变种）	*Osbeckia chinensis*
49	峨眉鼠刺	*Itea omeiensis*
50	假地豆	*Grona heterocarpos*

序号	种名	拉丁名
51	博落回	*Macleaya cordata*
52	半边旗	*Pteris semipinnata*
53	长叶胡颓子	*Elaeagnus bockii*
54	南方红豆杉	*Taxus wallichiana*
55	扬子毛茛	*Ranunculus sieboldii*
56	芍药	*Paeonia lactiflora*
57	青榨槭	*Acer davidii*
58	蓬蘽	*Rubus hirsutus*
59	枫杨	*Pterocarya stenoptera*
60	尖连蕊茶	*Camellia cuspidata*
61	油茶	*Camellia oleifera*
62	俞藤	*Yua thomsonii*
63	合欢	*Albizia julibrissin*
64	亮叶鸡血藤	*Callerya nitida*
65	山胡椒	*Lindera glauca*
66	南蛇藤	*Celastrus orbiculatus*
67	白栎	*Quercus fabri*
68	油桐	*Vernicia fordii*
69	茅膏菜	*Drosera peltata*
70	翻白草	*Potentilla discolor*
71	金樱子	*Rosa laevigata*
72	海州香薷	*Elsholtzia splendens*
73	茜草	*Rubia cordifolia*
74	小窃衣	*Torilis japonica*
75	杏香兔儿风	*Ainsliaea fragrans*
76	苏州荠苎	*Mosla soochowensis*

续表

序号	种名	拉丁名
77	蔓生百部	*Stemona japonica*
78	一点红	*Emilia sonchifolia*
79	加拿大一枝黄花	*Solidago canadensis*
80	白檀	*Symplocos paniculata*
81	紫珠	*Callicarpa bodinieri*
82	兰香草	*Caryopteris incana*
83	臭牡丹	*Clerodendrum bungei*
84	黄花蒿	*Artemisia annua*
85	紫苏	*Perilla frutescens*
86	半枝莲	*Scutellaria barbata*
87	杜鹃	*Rhododendron simsii*
88	紫金牛	*Ardisia japonica*
89	饭包草	*Commelina benghalensis*
90	小根蒜	*Allium macrostemon*
91	露珠草	*Circaea cordata*
92	玉叶金花	*Mussaenda pubescens*
93	水芹	*Oenanthe javanica*
94	广西过路黄	*Lysimachia alfredii*
95	楮	*Broussonetia kazinoki*
96	假柳叶菜	*Ludwigia epilobioides*
97	重瓣木芙蓉（变型）	*Hibiscus mutabilis*
98	小槐花	*Ohwia caudata*（*Thunberg*）H.
99	野雉尾金粉蕨	*Onychium japonicum*
100	刺柏	*Juniperus formosana*
101	毛花点草	*Nanocnide lobata*
102	皱果苋	*Amaranthus viridis*

序号	种名	拉丁名
103	杨梅	*Myrica rubra*
104	萹蓄	*Polygonum aviculare*
105	附地菜	*Trigonotis peduncularis*
106	算盘子	*Glochidion puberum*
107	扁担杆	*Grewia biloba*
108	南苜蓿	*Medicago polymorpha*
109	山乌桕	*Sapium discolor*
110	紫萁	*Osmunda japonica*
111	山鸡椒	*Litsea cubeba*
112	三裂蛇葡萄	*Ampelopsis delavayana*
113	葎草	*Humulus scandens*
114	糯米团	*Gonostegia hirta*
115	漆姑草	*Sagina japonica*
116	蛇含委陵菜	*Potentilla kleiniana*
117	莲	*Nelumbo nucifera*
118	蕺菜	*Houttuynia cordata*
119	白英	*Solanum lyratum*
120	醉鱼草	*Buddleja lindleyana*
121	麦冬	*Ophiopogon japonicus*
122	七叶一枝花	*Paris polyphylla*
123	多花黄精	*Polygonatum cyrtonema*
124	如意草	*Viola arcuata Blume*
125	白茅	*Imperata cylindrica*
126	蓟	*Cirsium japonicum*
127	千里光	*Senecio scandens*
128	白花苦灯笼	*Tarenna mollissima*

续表

序号	种名	拉丁名
129	菝葜	*Smilax china*
130	藿香蓟	*Ageratum conyzoides*
131	石香薷	*Mosla chinensis*
132	白头婆	*Eupatorium japonicum*
133	蒲儿根	*Sinosenecio oldhamianus*
134	菟丝子	*Cuscuta chinensis*
135	姜花	*Hedychium coronarium*
136	蚊母草	*Veronica peregrina*
137	夜香牛	*Cyanthillium cinereum*
138	金毛耳草	*Hedyotis chrysotricha*
139	白花蛇舌草	*Scleromitrion diffusum*
140	牛轭草	*Murdannia loriformis*
141	邻近风轮菜	*Clinopodium confine*
142	谷精草	*Eriocaulon buergerianum*
143	叶底红	*Bredia fordii*
144	长箭叶蓼	*Persicaria hastatosagittata*
145	腺柳	*Salix chaenomeloides*
146	野山楂	*Crataegus cuneata*
147	丹草	*Hedyotis herbacea*
148	披碱草	*Elymus dahuricus*
149	石岩枫	*Mallotus repandus*
150	假地蓝	*Crotalaria ferruginea*
151	野扁豆	*Dunbaria villosa*
152	东方野扇花	*Sarcococca orientalis*
153	戟叶堇菜	*Viola betonicifolia*
154	长萼堇菜	*Viola inconspicua*

序号	种名	拉丁名
155	日本五月茶	*Antidesma japonicum*
156	杉木	*Cunninghamia lanceolata*
157	罗汉松	*Podocarpus macrophyllus*
158	藜	*Chenopodium album*
159	木莓	*Rubus swinhoei*
160	鸡眼草	*Kummerowia striata*
161	金荞麦	*Fagopyrum dibotrys*
162	中华猕猴桃	*Actinidia chinensis*
163	地锦	*Euphorbia humifusa*
164	网络夏藤	*Wisteriopsis reticulata*
165	铁冬青	*Ilex rotunda*
166	赤芝	*Ganoderma lucidum*
167	北美独行菜	*Lepidium virginicum*
168	苦槠	*Castanopsis sclerophylla*
169	杠板归	*Polygonum perfoliatum*
170	紫茉莉	*Mirabilis jalapa*
171	酸橙	*Citrus aurantium*
172	蛇莓	*Duchesnea indica*
173	枇杷	*Eriobotrya japonica*
174	大血藤	*Sargentodoxa cuneata*
175	海金沙	*Lygodium japonicum*
176	边缘鳞盖蕨	*Microlepia marginata*
177	满树星	*Ilex aculeolata*
178	长叶冻绿	*Frangula crenata*
179	小巢菜	*Vicia hirsuta*
180	山橿	*Lindera reflexa*

续表

序号	种名	拉丁名
181	枣	*Ziziphus jujuba*
182	沿阶草	*Ophiopogon bodinieri*
183	山姜	*Alpinia japonica*
184	白马骨	*Serissa serissoides*
185	牛尾菜	*Smilax riparia*
186	黄独	*Dioscorea bulbifera*
187	金钱蒲	*Acorus gramineus*
188	匙叶合冠鼠曲	*Gamochaeta pensylvanica*
189	蒲公英	*Taraxacum mongolicum*
190	丝瓜	*Luffa aegyptiaca*
191	忍冬	*Lonicera japonica*
192	接骨草	*Sambucus javanica*
193	白苞蒿	*Artemisia lactiflora*
194	马兰	*Aster indicus*
195	稻槎菜	*Lapsana apogonoides*
196	纽子瓜	*Zehneria bodinieri*
197	南烛	*Vaccinium bracteatum*
198	猪殃殃	*Galium aparine*
199	伞房花耳草	*Hedyotis corymbosa*
200	蝴蝶戏珠花	*Viburnum plicatum*
201	败酱	*Patrinia scabiosifolia*
202	薏苡	*Coix lacryma-jobi*
203	地棯	*Melastoma dodecandrum*
204	鸡屎藤	*Paederia foetida*
205	红根草	*Lysimachia fortunei*
206	假酸浆	*Nicandra physalodes*

序号	种名	拉丁名
207	杜英	*Elaeocarpus decipiens*
208	蜜甘草	*Phyllanthus ussuriensis*
209	毛八角枫	*Alangium kurzii*
210	见血青	*Liparis nervosa*
211	中南鱼藤	*Derris fordii*
212	地锦苗	*Corydalis sheareri*
213	白花荛花	*Wikstroemia trichotoma*
214	多花胡枝子	*Lespedeza floribunda*
215	梵天花	*Urena procumbens*
216	垫状卷柏	*Selaginella pulvinata*
217	玉兰	*Yulania denudata*
218	桤木	*Alnus cremastogyne*
219	龙芽草	*Agrimonia pilosa*
220	毛葡萄	*Vitis heyneana*
221	樟	*Cinnamomum camphora*
222	毛冬青	*Ilex pubescens*
223	冬青	*Ilex chinensis*
224	过山枫	*Celastrus aculeatus*
225	檵木	*Loropetalum chinense*
226	叶下珠	*Phyllanthus urinaria*
227	乌桕	*Triadica sebifera*
228	元宝草	*Hypericum sampsonii*
229	刺齿半边旗	*Pteris dispar*
230	宽叶金粟兰	*Chloranthus henryi*
231	金钱豹	*Campanumoea javanica*
232	羊乳	*Codonopsis lanceolata*

续表

序号	种名	拉丁名
233	牛茄子	*Solanum capsicoides*
234	七星莲	*Viola diffusa*
235	野茼蒿	*Crassocephalum crepidioides*
236	细柱五加	*Acanthopanax gracilistylus*
237	蓝花参	*Wahlenbergia marginata*
238	车前	*Plantago asiatica*
239	盒子草	*Actinostemma tenerum*
240	狗尾草	*Setaria viridis*
241	一年蓬	*Erigeron annuus*
242	鼠曲草	*Pseudognaphalium affine*
243	土丁桂	*Evolvulus alsinoides*
244	篱栏网	*Merremia hederacea*
245	柿	*Diospyros kaki*
246	南方荚蒾	*Viburnum fordiae*
247	灰毛大青	*Clerodendrum canescens*
248	阿拉伯婆婆纳	*Veronica persica*
249	凌霄	*Campsis grandiflora*
250	天南星	*Arisaema erubescens*
251	鸭跖草	*Commelina communis*
252	马鞭草	*Verbena officinalis*
253	牡荆	*Vitex negundo*
254	细风轮菜	*Clinopodium gracile*
255	天冬	*Asparagus cochinchinensis*
256	莎草	*Cyperus rotundus*
257	春兰	*Cymbidium goeringii*
258	大叶白纸扇	*Mussaenda shikokiana*

序号	种名	拉丁名
259	红马蹄草	*Hydrocotyle nepalensis*
260	剪刀草（变型）	*Sagittaria trifolia*
261	野桐（变种）	*Mallotus japonicus*
262	垂穗石松	*Palhinhaea cernua*
263	江南越橘	*Vaccinium mandarinorum*
264	鸡腿堇菜	*Viola acuminata*
265	侧柏	*Platycladus orientalis*
266	雾水葛	*Pouzolzia zeylanica*
267	黄连木	*Pistacia chinensis*
268	翠云草	*Selaginella uncinata*
269	节节草	*Equisetum ramosissimum*
270	桃	*Prunus persica*
271	柃木	*Eurya japonica*
272	飞扬草	*Euphorbia hirta*
273	乌药	*Lindera aggregata*
274	水蓼	*Persicaria hydropiper*
275	蔊菜	*Rorippa indica*
276	构棘	*Cudrania cochinchinensis*
277	何首乌	*Pleuropterus multiflorum*
278	粟米草	*Trigastrotheca stricta*
279	中华石楠	*Photinia beauverdiana*
280	小叶石楠	*Photinia parvifolia*
281	三叶木通	*Akebia trifoliata*
282	葛	*Pueraria montana*
283	贼小豆	*Vigna minima*
284	常山	*Dichroa febrifuga*

续表

序号	种名	拉丁名
285	还亮草	*Delphinium anthriscifolium*
286	石楠	*Photinia serratifolia*
287	桑	*Morus alba*
288	苎麻	*Boehmeria nivea*
289	竹叶花椒	*Zanthoxylum armatum*
290	牛筋草	*Eleusine indica*
291	小野芝麻	*Matsumurella chinense*
292	毛苦蘵（变种）	*Physalis angulata*
293	黄花菜	*Hemerocallis citrina*
294	淡竹叶	*Lophatherum gracile*
295	小二仙草	*Gonocarpus micranthus*
296	野菊	*Chrysanthemum indicum*
297	夹竹桃	*Nerium oleander*
298	白簕	*Acanthopanax trifoliatus*
299	光叶菝葜	*Smilax glabra*
300	棕竹	*Rhapis excelsa*
301	树参	*Dendropanax dentiger*
302	鳢肠	*Eclipta prostrata*
303	马蹄金	*Dichondra micrantha*
304	日本薯蓣	*Dioscorea japonica*
305	薯蓣	*Dioscorea polystachya*
306	老鸦糊	*Callicarpa giraldii*
307	红紫珠	*Callicarpa rubella*
308	红根草	*Salvia prionitis*
309	白舌紫菀	*Aster baccharoides*
310	圆叶节节菜	*Rotala rotundifolia*

序号	种名	拉丁名
311	石榴	*Punica granatum*
312	细叶水团花	*Adina rubella*
313	小蜡	*Ligustrum sinense*
314	栀子	*Gardenia jasminoides*
315	积雪草	*Centella asiatica*
316	豆腐柴	*Premna microphylla*
317	水苏	*Stachys japonica*
318	爵床	*Justicia procumbens*
319	狼把草	*Bidens tripartita*
320	密齿酸藤子	*Embelia vestita*
321	羊角藤(亚种)	*Morinda umbellata*
322	临时救	*Lysimachia congestiflora*
323	苦蘵	*Physalis angulata*
324	北美车前	*Plantago virginica*
325	短毛金线草(变种)	*Persicaria neofiliformis*
326	掌叶蓼	*Persicaria palmata*
327	落萼叶下珠	*Phyllanthus flexuosus*
328	芒萁	*Dicranopteris pedata*
329	条穗薹草	*Carex nemostachys*
330	石胡荽	*Centipeda minima*
331	含羞草山扁豆	*Chamaecrista mimosoides*
332	扇叶铁线蕨	*Adiantum flabellulatum*
333	野鸦椿	*Euscaphis japonica*
334	木半夏	*Elaeagnus multiflora*
335	酢浆草	*Oxalis corniculata*
336	天葵	*Semiaquilegia adoxoides*

续表

序号	种名	拉丁名
337	喜旱莲子草	*Alternanthera philoxeroides*
338	山莓	*Rubus corchorifolius*
339	美丽胡枝子	*Lespedeza thunbergii*
340	地桃花	*Urena lobata*
341	丛枝蓼	*Persicaria posumbu*
342	南五味子	*Kadsura longipedunculata*
343	合萌	*Aeschynomene indica*
344	广州蔊菜	*Rorippa cantoniensis*
345	枫香树	*Liquidambar formosana*
346	长鬃蓼	*Persicaria longiseta*
347	马齿苋	*Portulaca oleracea*
348	格药柃	*Eurya muricata*
349	橘	*Citrus reticulata*
350	木荷	*Schima superba*
351	乌蕨	*Sphenomeris chinensis*
352	绒毛润楠	*Machilus velutina*
353	槲蕨	*Drynaria roosii*
354	珍珠莲	*Ficus sarmentosa*
355	金线吊乌龟	*Stephania cephalantha*
356	三白草	*Saururus chinensis*
357	龙珠	*Tubocapsicum anomalum*
358	水龙	*Ludwigia adscendens*
359	八角枫	*Alangium chinense*
360	络石	*Trachelospermum jasminoides*
361	钩藤	*Uncaria rhynchophylla*
362	益母草	*Leonurus japonicus*

续表

序号	种名	拉丁名
363	皱叶狗尾草	*Setaria plicata*
364	魔芋	*Amorphophallus rivieri*
365	多须公	*Eupatorium chinense*
366	泥胡菜	*Hemisteptia lyrata*
367	野柿	*Diospyros kaki*
368	毛叶老鸦糊	*Callicarpa giraldii*
369	枇杷叶紫珠	*Callicarpa kochiana*
370	大青	*Clerodendrum cyrtophyllum*
371	血盆草	*Salvia cavaleriei*
372	轮叶蒲桃	*Syzygium grijsii*
373	半夏	*Pinellia ternata*
374	风箱树	*Cephalanthus tetrandrus*
375	黄荆	*Vitex negundo*
376	大狼杷草	*Bidens frondosa*
377	假福王草	*Paraprenanthes sororia*
378	破铜钱	*Hydrocotyle sibthorpioides*
379	枸杞	*Lycium chinense*
380	狗脊	*Woodwardia japonica*
381	金疮小草（原变种）	*Ajuga decumbens*
382	水蓑衣	*Hygrophila ringens*
383	吴茱萸	*Tetradium ruticarpum*
384	石荠苎	*Mosla scabra*
385	小叶细蚂蟥	*Leptodesmia microphylla*（Thunb.）H.
386	雷公藤	*Tripterygium wilfordii*
387	红花酢浆草	*Oxalis corymbosa*
388	铁苋菜	*Acalypha australis*

续表

序号	种名	拉丁名
389	银杏	*Ginkgo biloba*
390	马尾松	*Pinus massoniana*
391	小叶冷水花	*Pilea microphylla*
392	麦蓝菜	*Vaccaria segetalis*
393	虎耳草	*Saxifraga stolonifera*
394	土荆芥	*Dysphania ambrosioides*
395	刺苋	*Amaranthus spinosus*
396	青葙	*Celosia argentea*
397	野大豆	*Glycine soja*
398	中华胡枝子	*Lespedeza chinensis*
399	白背黄花稔	*Sida rhombifolia*
400	金线草	*Persicaria filiformis*
401	杨桐	*Adinandra millettii*
402	中华绣线菊	*Spiraea chinensis*
403	长柄山蚂蝗	*Podocarpium podocarpum*
404	羊蹄	*Rumex japonicus*
405	垂序商陆	*Phytolacca americana*
406	北越紫堇	*Corydalis balansae*
407	粉叶首冠藤	*Cheniella glauca*
408	乌蔹莓	*Causonis japonica*
409	佛甲草	*Sedum lineare*
410	薜荔	*Ficus pumila*
411	石斑木	*Rhaphiolepis indica*
412	旋蒴苣苔	*Boea hygrometrica*
413	珊瑚樱	*Solanum pseudocapsicum*
414	小鱼仙草	*Mosla dianthera*

续表

序号	种名	拉丁名
415	通泉草	*Mazus pumilus*
416	棕榈	*Trachycarpus fortunei*
417	苦苣菜	*Sonchus oleraceus*
418	奇蒿	*Artemisia anomala*
419	夏枯草	*Prunella vulgaris*
420	荔枝草	*Salvia plebeia*
421	长叶蝴蝶草	*Torenia asiatica*
422	栝楼	*Trichosanthes kirilowii*
423	野艾蒿	*Artemisia lavandulifolia*
424	苍耳	*Xanthium strumarium*
425	紫薇	*Lagerstroemia indica*
426	流苏子	*Coptosapelta diffusa*
427	蛇床	*Cnidium monnieri*
428	朱砂根	*Ardisia crenata*
429	攀倒甑	*Patrinia villosa*
430	聚花草	*Floscopa scandens*
431	京黄芩	*Scutellaria pekinensis*
432	白花鬼针草	*Bidens pilosa*
433	杜茎山	*Maesa japonica*
434	泽珍珠菜	*Lysimachia candida*
435	草木犀	*Melilotus officinalis*
436	红柳叶牛膝(变型)	*Achyranthes longifolia*
437	豨莶	*Siegesbeckia orientalis*
438	三裂叶薯	*Ipomoea triloba*